歯科医院経営
実践マニュアル

歯科医院経営・院長として やるべきこと、やってはいけないこと

有限会社MUSUHI
代表取締役　妹尾榮聖　著

クインテッセンス出版株式会社　2012
Tokyo, Berlin, Chicago, London, Paris, Barcelona, Istanbul, Milano, São Paulo, Moscow, Prague, Warsaw, Delhi, Beijing, Bucharest, and Singapore

●はじめに

近年、経営状態の厳しい歯科医院が急増しています。

帝国データバンクによると、医療機関の倒産のうち43％も歯科医院が占め（２００４年）、厚生労働省の調査結果では、歯科医師の推定平均年収は７３７万円と日本国民の平均所得の倍以上あるものの、実質は４人に１人が年収２００万円以下になっています（２００７年）。収入の減少は、とくに地方の歯科医師過剰地域でその傾向が強く、たとえば札幌市中央区では、開業歯科医の平均年収が３００万円以下にまで下がっています。

経営者の収入が月額25万円というのは、かなり厳しい状況です。そんな現実を受けてか、２００９年に東京歯科保険医協会が都内の歯科医師を対象とした調査によると、「子どもを歯科医師にしようと思う」と答えた人は７％と、調査を開始した１９８３年の23％に比べると大幅に減少しています。

現役世代の多くが、その仕事を子供に継がせたくないと思うのは、業界的にかなりの末期状態だといえます。

多くの人はこんなに歯科医院経営が厳しい現状になったのは、歯科医院（もしくは歯科医師）が増えすぎて、飽和状態になったからだといいます。

このような状況を見て、歯科医院経営者の多くは「こんな状況だから仕方ない……」と自分を慰め、自院の経営状況が悪いことを正当化し、コンサル会社はそれをネタにセミナーを開催したり、各種商材の販売をし、アナリストたちは分析結果を公表することで注目を浴びようとしています。

この本を手に取った賢明な皆さんは、間違ってもそんな声に耳を傾けてはいけません。傷口を舐めあう仲間がほしいだけの同業者、自社の売上を伸ばしたいコンサル会社、注目を浴びたいアナリストたちの言葉に、大切な経営のオールを任せてはいけないのです。

本当は歯科医院が増えたことと、経営が厳しくなっている歯科医院が増えていることの間に、絶対的な因果関係はありません。事実、同じような環境下でも、しっかりと収益を伸ばしている歯科医院はたくさんあります。

そういった歯科医院を「あそこはうまくやった」のひと言で片づけないこと。そうなると出口を見つけることができなくなるからです。

経営状況の厳しい歯科医院が増えている本当の原因は、歯科医院で収益を伸ばすためのルールが変わったことにあります。詳しい説明は本文にゆだねますが、歯科医院も市場の中で運営されている以上、どうしても市場環境の影響を受けます。そして、市場環境が変わることで、発展するためのルールが変わってきているのです。

スポーツの世界でも、時々ルール改正が行われますが、改正されたルールに対応した選手は勝ち残り、対応しなかった選手は消えていきます。もっというと、優れた選手は受身の姿勢ではなく、ルールが改正されるたびに積極的に対応し、さらにそれを活用して試合を優位にすすめます。だから、結果を出し続けることができるのです。

ビジネス（あえてビジネスという表現を使わせていただきます）の世界も同じ。

昔と変わってしまったことを嘆いていても、何も始まりません。ルールが変わったのなら、それに順応し、それを活用するくらいの「積極的な姿勢」を持った人だけが発展することができるのです。

どんな業界でも、市場環境は「Politics（政治面）」「Economy（経済面）」「Society（社会・ライフスタイル面）」「Technology（技術面）」の4つの影響を受けて変化していきます。

これらの要素のことをPESTと呼ぶのですが、PESTは普通、経営者にはコントロールすることができないものばかりです。

ですから、PESTによる市場環境の変化を知った上で、コントロール可能な自院の内部環境を、コントロールの及ばない外部環境に適応させること。それこそが舵取りを人任せにしない賢い経営です。

この本を手にされた方には、ぜひ賢い経営をしていただきたいと考えています。

一見、出口が見えなくなっているように見える歯科界ですが、市場環境がどのように変化をしているのかを知れば、出口を見つけることは難しいことではありません。
この本が、あなたが自分でオールを握り、経営という荒海の中でも、目的地に到着できる賢い経営者になるきっかけとなることを心から祈っています。

平成24年6月15日

妹尾　榮聖

●もくじ

第1章 間違いだらけの歯科医院経営の常識／13
1 歯科医院経営に潜む常識という名の〝悪魔〟／14
2 常識のウソ1：より良い治療を提供していれば患者様は増える／17
3 常識のウソ2：ていねいに接してさえいれば患者様は増える／20
4 常識のウソ3：真面目にコツコツやっていれば患者様は増える／24
5 「間違えた常識」にこだわり、方向転換できない人たち／28
6 常識が通用しなくなった本当の理由／31
7 院長は感情で経営判断をしてはいけない／34
第2章 院長としてやるべきこと やってはいけないこと／37
8 院長はプレーヤーだけになってはダメ！／38

9 経営者として考える時間をとらないとダメ！／41
10 院長が何でもやってしまってはダメ！／44
11 悩んでいる時間をとってはダメ！／47
12 優先順位ではなく、重要順位をつける／50
13 時間のダイエットをする／53
14 お金のムダな投資はダメ！／56
15 理念を持って強い組織をつくる／59
16 理念をつくったら行動指針と重要順位を決める／62
17 チームワークをつくる／65
18 スタッフ全員を経営に参加させる／68

第3章 経営者・院長の仕事は考えること／73

19 経営とは「考えること」に尽きる／74
20 「問題解決」するには問題をそのままとらえてはダメ！／77
21 問題には必ず本質がある／80

22 問題を解決する2つの質問／83
23 感情や希望的観測で判断してはダメ！／87
24 メリット・デメリットシートをつくって正しい判断を／90
25 目的がずれていないか判断軸でチェックしよう／95

第4章 歯科医院の収益を伸ばす仕掛けづくり／99

26 〝青い鳥〟はあなたの身近にいる！／100
27 歯科医院で収益を伸ばす成功モデルとは……／105
28 どうやって歯科医院の認知度を高めるか／111
29 看板は目につき、印象に残るメッセージを／114
30 地域生活者に定期的にアプローチする／117
31 タウン誌やチラシを上手に使うコツ／119
32 歯科医院のブランディングはこうする／122
33 患者様をファンにする2つの取り組み／125
34 歯科医院のＫＢＦ（購入決定要因）は「医療技術」と「人柄」／128

35 カウンセリングよりインフォームドコンセントを／131
36 インフォームドコンセントは医療機関の義務／134
37 初診来院時のインフォームドコンセント／137
38 現状説明のインフォームドコンセント／143
39 治療のインフォームドコンセントはすべての患者様に！／146
40 自費治療が決まらない理由／149
41 治療のインフォームドコンセントのポイント／152
42 実は患者様は自分で決断するのが嫌い……／161
43 予後のインフォームドコンセントのポイント／164

第5章 患者様感動プログラムを実践する／169

44 初診来院時は患者様の心をつかむチャンス／170
45 患者様が本当に欲している情報は何か？／173
46 患者様には感動のＯＮとＯＦＦのお客様スイッチがある／176
47 患者様感動プログラムは患者様をファン化する決め手／179

48 患者様感動プログラムの前に「休眠患者様」へのアプローチを／182
49 初診来院後のハガキで患者様とのラポールを形成する／185
50 インフォームドコンセント後の治療計画を郵送する／188
51 治療開始直後に患者様を感動させるサプライズを！／191
52 口コミを起こす仕掛けをする／194

第1章

間違いだらけの歯科医院経営の常識

1 歯科医院経営に潜む常識という名の〝悪魔〟

歯科医院経営の世界には悪魔が潜んでいます。

それは「より良い治療をしていれば……」「患者様にていねいに接していれば……」「真面目にコツコツやっていれば……」――徐々に患者様が増えていくという常識です。

悪魔は狡猾。現実は誰も否定することができないことを知っています。

成功している先輩経営者たちが、常識どおりにやっている事実を突きつけ、「ほら、みんなこうやって増患できているだろう」と語りかけてきます。確かにそのとおりなのですから納得してしまいます。こうして、多くの歯科医院経営者（院長先生）たちは常識の信奉者になってしまうのです。

そして、治療技術を高めるために学会や勉強会に参加し、ていねいに接するためのマナーや接遇の研修会にスタッフを参加させ、毎日、真面目に仕事をこなしていきます。

もちろん、学会や勉強会・研修会はタダじゃありません。

高額な参加費のものが多いし、スタッフに参加の残業代をつければ、それなりの出費になります。学会や研修会の後、知合いの先生と飲みに行けばさらに出費はかさみます。

「でも、これは成功のために必要な投資なんだ！」と自分に言い聞かせ、なんとかやり繰りをして費用を捻出します。そして勉強会や研修会でいただいた卒業証書を、カッコいい額に入れて、うやうやしく受付や待合室に飾るのです。

「これで患者様の信用度が上がるし、すごい医院だと口コミをしてくれるだろう！」と信じて。

しかし、ほとんどの場合、その淡い期待は簡単に裏切られます。

新患も自費率も増えなければ、口コミもほとんど増えません。それどころか中断患者はこれまでどおり減らないし、なかなか定期検診数も増えていきません。

「セオリーどおりにやっているのに、なぜなんだ！」

それが売上に苦しんでいる多くの院長先生の本音ではないでしょうか。

ところが、そんな思いを抱えつつ、さらに自分の中で常識を強化していく歯科医院経営者は少なくないのです。たとえば、もっと高レベルの医療技術を提供すれば患者様は増えるはずと、新しく最新の医療機器を導入したり、さらに知識や技術を強化するために、せっせと新しい治療技術の勉強会に足を運ぶ人たちです。

どんな業種でも、顧客数や売上は市場環境の影響を受けます。歯科医院も例外ではありません。歯科界にはびこる常識ができた頃は、確かにそれでうまくいきました。しかし市場環境が変わったことで、歯科界の常識は過去の遺物となってしまっています。

今でも常識どおりにやって結果を出し続けている先輩歯科医がいるとしたら、それはすでに地域での地位を確立していたり、患者数を確保しているからです。つまり、過去に収益を生み出すベースをつくっているから、結果を出し続けることができているのです。

開業3年未満の歯科医院や、売上に悩んでいる歯科医院が、そういったところの真似をするのは危険。ベースがあるのとないのでは、まったく条件が異なるのですから。

そして一番恐ろしいのは、常識を信じすぎ、それに依存してしまうことです。

より高いレベルの治療技術、ていねいな接遇、そして真面目にコツコツを実行していればいつか日の目が見られるはずだと、それ以外の方法を模索したり、思考や創意工夫をしなくなるからです。そうなると、現状を打破するのに必要なイノベーションは確実に起こせなくなってしまいます。

さぁ、悪魔との決別を決意しましょう。新しい時代にあった、自分の歯科医院にあった、新しい常識を身につけるのです。その勇気を持つところから、経営革命は起こるのです。

Point
常識という名の悪魔に踊らされるのは今日限りにしよう!

2 常識のウソ１：より良い治療を提供していれば患者様は増える

歯科界にはびこっている常識の中で一番根強いのは「より良い医療を提供してれば、徐々に患者様は増えていく」という常識でしょう。

多くの歯科医師がこの常識を信じ、より良い医療を提供するために積極的に学会や研修会に参加し、知識や技術の習得に努めています。国内だけでなく、海外まで足を運んでいる歯科医師も珍しくありません。また、より良い医療を提供するために、最新鋭の医療機器を導入する歯科医院も多いことでしょう。

こうして、より良い医療を提供するために努力をすることはよいことです。プロフェッショナルとしてあるべき姿であり、素晴らしい姿勢だと思います。しかし、そうやってより良い医療を提供できるようになることと、患者様を増やしたり、自費率が高まるのとはまったく別の話だ、ということを理解しておかなくてはいけません。

数年前、インプラントバブルと呼ばれた頃のことを思い出してください。

インプラントは優れた治療です。この治療を始めれば患者様が増えるだろうと、多くの歯科医院がインプラントを導入しましたが、その結果、どれだけの医院が患者数を増やすことに成功したでしょうか。

インプラントの治療数を増やすために、広告を出し、院内にインプラントのポスターを貼り出し、積極的に患者様に説明をするなど、真剣に取り組んだ歯科医院の多くが、年間50本の成約すらできなかったではありませんか。当時、世の中のインプラント治療に対する関心が高かったことを考えると、これはかなり厳しい数字です。

多くの人は「良い商品を取り扱う＝売上増」と考えているようですが、成熟市場においては、残念ながらそうはなりません。製品の品質や性能がいいというだけで売れるのは、商品が不足していたり、品質が悪い商品が中心の未成熟な市場環境のときです。

成熟した市場では、少しくらい目新しい治療を導入しても、それだけで増患することはできないのです。

治療技術に関しても、日本で指折りの権威であるとか、あなたからしか受けることができない治療があるというのなら話は別ですが、そのレベルまで治療技術を高めることを、どれだけの歯科医師が実現できるでしょうか。医療機器の導入についても同じことがいえます。

それに医療には、より良いものを提供しても、患者様が増えない致命的な特徴があります。それは自分が受けている医療が、クオリティの高いものかどうかが、患者様にはわかりづらいという点です。

料理なら食べれば、ホテルなら利用すれば、その商品やサービスが良いものかどうかを実感することができます。しかし医療は、実際に治療を受けても、本当にそれが良いものかどうかを実感することが難しいのです（自分が受けている医療がどのレベルかどうかを理解するには、医療に対する詳しい知識が必要です）。

世の中では、商品力があるのに売れない商品に共通している特徴が２つあります。ひとつが「素人には簡単に他との違いがわからない」という点、そしてもうひとつが「すぐに違いが実感できない」という点です。

歯科治療はこの両方に該当しています。医療知識がない患者様には治療の良し悪しがわかりませんし、歯科治療というものが治療後、数年から数十年、快適に美しく使い続けることができてはじめて、その良さを実感できるものだからです。そのため、より良い治療を提供しても、それを実感していただくのが難しいのです。

より良い医療を提供するのは、医療機関としての当然のことであり、義務だといってもいいでしょう。しかし、それで患者数が増やせると思ってはダメなのです。

Point　より良い医療を提供しているだけでは患者数は増えない

3 常識のウソ2：ていねいに接してさえいれば患者様は増える

ていねいな対応をしていれば、確かに患者様は増えます。

患者様が口コミをするときに「あそこの歯科医院は親切だよ」「先生がきちんと話を聞いてくれる」「スタッフの方がみんな優しく接してくれる」といったことを、知人や友人に伝えていることからもそれは明らかです。

ただし、ていねいな対応で患者様を増やすには、ある条件を満たさないといけません。それは「患者様が求めているていねいな対応」をすることです。

医院が考えているていねいな対応と、患者様が考えているていねいな対応の間にギャップがあるのはよくあること。この部分を取り違えていると、ていねいな対応を心がけても患者数は増やすことはできないのです。

たとえば典型的なものとしては、患者様の名前を呼ぶときに「斉藤様」というように、様付けをすることがていねいな対応だと思っている歯科医院。笑うかもしれませんが、こういう歯科医院はまだまだ存在しています。

他にもビジネスマナーや接遇を習得すれば、ていねいな対応ができるようになると思い、そういった研修に積極的にスタッフを参加させている医院があります。このように「接客サービスのレベル向上＝ていねいな対応」だと認識している歯科医院は少なくないのです。

しかし、患者様が求めているのは、そういったていねいさではありません。

医院を訪れる患者様は、お口の健康を失うことで、それまで当たり前にできていた生活ができなくなっています。そして、自分が訪れた歯科医院が良いのかどうかもわからないし、医療に関する知識がないため、提案される治療も、それが自分にとってほんとうに良いのかどうかも判断できません。

そんな患者様の心の中は、不安でいっぱい。不安な状態の人間が求めるのは、サービス的なドライで杓子定規な対応ではなく、ウエットで有機的、そして人間性のあふれるホスピタリティな対応です。

大切な部分なので、しっかりと理解していただくように、もう少し詳しく説明します。

サービスはラテン語の「奴隷」という言葉を語源としています。この語源どおりあなたもサービスを提供する側とされる側には、主人と奴隷のようなイメージを持っていると思います。

一方、ホスピタリティは中世ラテン語の「Hospitalis（手厚いもてなし）」からきています。

この言葉から他にもHospital（病院）、Hotel（ホテル）などの言葉が派生しました。これらHospitalisを語源とする言葉に共通しているのは、お互いを尊重し、喜びを与えたり、手厚くもてなすことに重きをおいている点です。つまり、相手を思いやる気持ちを表現したのがホスピタリティなのです。

一見、同じように思えるサービスとホスピタリティですが、根本が異なるために両者はまったく似て非なるものなのです。

ホスピタリティという言葉は、一流ホテルが使っていたことで日本に広まりました。そのため、ホテルのような対応をすることがホスピタリティだと勘違いしている方も多いのです。

ホテルの場合、お客様は楽しみや癒しを求めて訪れているので、その気持ちを汲み取って、もてなすのがホスピタリティ。歯科医院の場合なら、患者様は不安を抱えて来院されているのですから、その気持ちを汲み取ってもてなすのがホスピタリティなのです。

つまり、対象の心情が異なるのですから、歯科医院がホテルの対応をそのまま真似る必要はないのです（参考にするのはいいと思いますが……）。

近年、歯科医院向けのビジネスマナーや接遇の研修が増えています。こういったものがけっしてムダだとは思いません。どんなに患者様をもてなそうという気持ちがあっても、それを表現する方法を知らなければ、その気持ちを伝えることができないからです。表現するノウハウやテクニックを知っているのと知らないのでは、気持ちの伝わり方はまったく違うものになります。

しかし、サービス的な感覚で、ていねいな対応をとらえているとしたら、どんなにテクニックやノウハウを習得しても、患者様に感動してもらうことはできないでしょう。ホスピタリティの心（相手を思いやり、もてなす心）がなければ、最初は良かったとしても、そのうちに見抜かれ、呆れられてしまうことになるのです。

ピーター・Ｆ・ドラッカーは、組織の基本機能のひとつとして「顧客のニーズを知り、それを満たすこと」をあげています。

歯科医院の立場で考えたていねいな対応は、単なる自己満足です。患者様の心理を理解し、本当に求められているのはどのような対応なのかを考えることで、感動される対応ができるようになるのです。

Point

ていねいさを履き違えていると、患者様に感動は与えられない

4 常識のウソ3：真面目にコツコツやっていれば患者様は増える

大きな成功はすぐには生まれません。急に有名人になることもできなければ、大金持ちになることもできません。

世の中には、瞬く間に成功したという話があります。いわゆるシンデレラストーリーというものです。しかし、それは非常に稀有な事例で、多くの成功者の人生を掘り下げてみれば、大きな成功を手に入れるため、長期間懸命に働いていることに気がつくはずです。

突然やってきた成功は長続きしません。それを支える土台がないからです。事実、宝くじに当選した人の多くは、その後、幸福とは程遠い人生を歩んでいます。

成功を一日でつかみ取ることを望むより、ゆっくりと確実な成長をしていくことのほうが懸命な生き方であることは、少し考えれば誰にでも理解できることです。コツコツと努力を積み重ねることは、遠回りに感じますが、良識ある人たちに認められるには時間がかかるからです。

しかし、真面目にコツコツと頑張ったからといって成功できるとは限りません。日本人は真面目な民族で、中小企業の経営者のほとんどは真面目に働いています。しかし、日本企業の98％を占める中小企業のうち、実に70％もの会社が赤字です。

成功を手に入れた人は、すべて真面目にコツコツと努力をしていますが、真面目にコツコツと努力をしたすべての人が成功するわけではないというのも、また現実なのです。

なぜ、そうなってしまうのか？

それは結果を出すには「実践すること」「方法論が正しいこと」「実行方法が正しいこと」の3つの条件が満たされている必要があるからです。

つまり、真面目にコツコツとやることは、結果を出すために必要な要素ですが、それだけでは足りないということ。「方法論が間違えている」「実行方法が間違えている」のどちらかに該当していれば、どんなに頑張っていても結果を出すことはできません。

もしあなたが、1年以上続けているのにもかかわらず結果が出ていないものがあるなら、愚直にそれを続けるよりも一度立ち止まり、方法論と実行方法のどちらかが間違えていないか検討してみるべきです。

今、実行している方法、もしくはその実行の仕方が正しいとは残念ながら限りません。

ある調査によると、中小企業の90％が創業後10年以内に倒産し、生き残っている企業の

〔図表1〕　**PDCAサイクル**

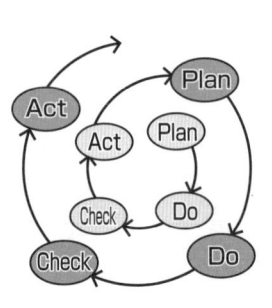

① Plan（計画）：従来の実績や将来の予測などをもとにして業務計画を作成する

↓

② Do（実施・実行）：計画に沿って業務を行う

↓

③ Check（点検・評価）：業務の実施が計画に沿っているかどうかを確認する

↓

④ Act（処置・改善）：実施が計画に沿っていない部分を調べて改善をする

3分の2が、3回以上の事業の立て直しをしています。60％以上の会社が起業時に考えていたビジネスプランと異なるモデルで収益を得ており、新製品でひとつの成功を勝ち取るのに、平均で57個もの売れない新製品が世の中に流通しています。

このデータを見てもわかるようにプランA、つまり、最初の計画や考えが正しく、そのままで結果を出すことができる人はごくわずかしかいないのです。

これは、あなたにも当てはまるかもしれません。もし、現状を検討して間違いが見つかったなら、勇気を持って撤退するか、方向転換をするべきでしょう。

間違いは誰にでもあることですが、間違えたまま続けることは愚かな人のすることだからです。

事業活動を円滑にすすめる手法の一つに、ウォルター・シューハート、エドワーズ・デミングらによって提唱された「ＰＤＣＡサイクル」（図表１）があります。ご存知の人も多いと思いますが、サイクルを構成する〝Plan〟〝Do〟〝Check〟〝Act〟の４つの段階を経て、業務を改善していく手法です。

この４段階を順次行い、１周したら最後のActを、次のＰＤＣＡサイクルにつなげることで、螺旋を描くように１周ごとにサイクルを向上させ、継続的に業務を改善していくことができます。

後に提唱者の一人で、ＱＣ（品質管理）運動で有名なデミングは、入念な評価を行う必要性を強調して「Check」を「Study」に置き換え、ＰＤＳＡサイクルと称しました。

つまり、真面目に積み重ねていくことは素晴らしいことですが、それは続けることに価値があるのではなく、結果を検証し、そこから何かを学び取ることに価値があるのです。

そうすることによって、成功のために何を積み重ねていくべきなのかを見つけることができます。

Point　やり続けることより、何を積み重ねていくのかが大事！

5 「間違えた常識」にこだわり、方向転換できない人たち

歯科界にある「増患・自費率アップのための常識」は間違い――そのとおりに実行しても、現代社会ではうまくはいきません。すでに常識を実践している人たちは、皮膚感覚としてそれを理解していることでしょう。それなのに、なぜ、多くの院長先生は「間違えた常識」から抜け出せずにいるのでしょうか?

心理学に「コンコルド効果」というのがあります。コンコルドといえば、昔イギリスとフランスの共同開発した音速旅客機で、ロンドンパリ間で運航されていました。

高度55000~60000フィートという、通常旅客機の飛行高度の2倍もの高度を、マッハ2という戦闘機並みのスピードで飛ぶことで有名でしたが、この旅客便は開発の途中段階からコストがかかりすぎ、採算が合わなくなるだろうということはわかっていたそうです。しかし、それまで投資してきた莫大な予算がムダに終わることを考えると、途中でやめることができず、事業は継続されました。撤退することが決まったのは、赤字でにっちもさっちも行かなくなってからだったのです。

この話から、ある対象への金銭的・精神的・時間的投資をし続けることが損失につながるとわかっていても、それまでの投資を惜しむ気持ちから、投資をやめられなくなることを「コンコルド効果」と呼びます。

たとえば新製品の開発に1000万円の投資をした時点で、2つのことが明確になったとします。ひとつは、あと500万円を投資すれば、数ヵ月後に商品が完成するということ。そしてもうひとつが、競合他社が自社よりも性能のいい類似品の開発に成功し、同じ時期に販売をスタートするということ。

この状況だと、多くの人が残りの500万円を投資して新製品の開発の継続を選ぶことが、実験でわかっています。それが市場に出したとしても、すでに優れた類似品があるにもかかわらずです。

ところが、まだ開発に取りかかっていない時点では「類似品よりも劣った新製品の開発に1500万円を投資しますか？」と聞かれると、ほとんどの人が「NO」と答えるのです。

それまで投資をした1000万円を失うという目の前の痛みから逃れたいために、未来に確実に訪れるであろう、さらに大きな痛みを選択してしまうのです。

しかし、まだ投資をしていない人は、心理的な痛みがないので、冷静に考えることができます。冷静に考えれば、痛みを選択するなどということはないのです。

私が見るところ、これまでより良い医療を提供するために、学会や研修会、それに新型医療機器に投資をしてきた院長先生ほど、「より良い医療を提供していれば、徐々に患者様は増えていく」という常識から抜け出すことができないでいます。それどころか、さらにより良い医療を提供することに、重点的に投資を続けます。いつか目が出るはずだという期待に賭けて……。

これはまさに、怪鳥コンコルドの餌食になっている人びとです。痛みを一時的に回避したい気持ちが、常識から抜け出せなくしているのです。しかし、ご安心あれ。医療機関において、これまでの投資はムダにはなりません。身につけた知識や技術、それに導入した医療機器は、多くの患者様の問題を解決し、ＱＯＬの高い生活を提供する地力となるからです。

歯科医院にとって、コンコルドは幻想にすぎないのです。そんな幻想を恐れるより、コンコルド社の教訓を活かし、感情による判断をやめて常識から抜け出すのです。

Point

投資はムダにならない！　コンコルドを恐れるな!!

6 常識が通用しなくなった本当の理由

数年前のリーマンショックに、投資などと直接かかわりのないどれだけの企業が影響を受けたでしょう。東日本大震災の影響で、最初に倒産したのは東北とは遠く離れた九州の旅行会社でした。

経営者の努力や才能、手腕などに関係なく、事業というものは、経営者がコントロールできない市場環境に大きな影響を受けます。不景気になれば、多くの企業で商品が売れなくなるし、法律の改正によって新しくビジネスチャンスが生まれたり、逆に既存のビジネスが終焉することもあります。これまで多くの企業が、市場環境の変化により栄枯盛衰を繰り返してきたのです。

現代の市場環境は、30年前とまったく違うものになっています。

まず、２００４年を境に、日本の人口は少子高齢化によって人口減に転じました。人口は、市場にもっとも大きな影響を与える要素です。

こうして買い手である人口が減少しているのに、売り手である会社やお店は逆に増えています。これは起業する条件が緩まり、昔は資本金として1000万円が必要だったのが、1円でも株式会社を作れるようになったり、インターネットの普及で無店舗でも営業できるようになったからです。

これに加え、あらゆる業種で高品質の商品やサービスが流通するようになったことで、市場は完全に成熟化し、商品力だけで販売するのは難しくなりました。

また、昔なら消費者はチラシの内容だけで商品の良し悪しを判断しなければいけなかったのですが、現代ではインターネットを使えば誰でも簡単に商品の詳しい情報から、購入者の感想まで知ることができるようになっています。

歯科界を取り巻く市場も同じです。1980年に約3万8千軒だった歯科医院数は、現在では7万軒を超えています。生活者は商品やサービスを購入するときと同じように、自分が受ける歯科医院の情報を自由に集めることができます。そして、あなたの歯科医院でなければ受けられない治療もありません。その結果、イニシアチブを患者様が持つようになったのです。

これが歯科医院における増患、自費数を増やす常識が通用しなくなった理由です。歯科医師数が増えたからではなく、イニシアチブが患者様に移行したことで、セオリーが変わったのです。

歯科医師数は、現在でも増え続けており、平成22年12月31日現在で、10万１５７６人となりました。これは、人口10万に対し79・３人の歯科医師がいる計算になり、歯科医師適正数の目安とされる人口10万に50人を約30人上回っています（厚労省『平成22年医師・歯科医師・薬剤師調査の概況』より）。

この傾向は、今後しばらくは強化され続けるでしょう。それなのに、歯科医院数も少なく、目新しい治療があり、患者様が知ることができる情報が限られていた頃と同じ方法でうまくいくと思うのはナンセンスなことなのです。

さらに、自分が主導権を持つことが普通になっている生活者は、あらゆる職種に対して主導権を主張するようになっています。モンスターペイシェントなども、出てくるべくして出てきたといってもいいでしょう。

脱皮をするなら今です！　まだ多くの歯科医院は古い常識にとらわれています。だから今のうちにそこから抜け出せば、それだけで競合より先んずることができるのです。

Point

生活者が主導権を持ったことで、古い常識は通用しなくなった！

7 院長は感情で経営判断をしてはいけない

一生懸命取り組んでいるのになかなか結果が出ないとしたら、いったん足を止めて現状を振り返るべきです。しかし、自分のこととなると冷静な判断ができなくなります。コンコルド効果や、未来への恐怖や不安にとらわれ、自分が今、実行しているものにしがみついて離れられなくなるのです。

人間の脳は、情報を感情で下処理し、その後で理論的に考える「思考システム」になっています。すべてを理論的に考えるより、感情で下処理をしたほうが、早く思考できるからです。

たとえば新聞のチラシは、まず欲しいかどうかで分類します。欲しいと思わなかったものはゴミ箱に捨て、欲しいと思ったものだけを取り上げて本当に必要なのか、購入することで自分の生活がどう変化するのか、それを裏づけるどんな機能や性能があるのか、価格は費用対効果に合うものなのかなどを検討し、購入するかどうかを決定しています。

この思考システムをとることで、人間は素早く物事を考えることができるようになりました。しかしその反面、この思考システムには副作用がありました。感情で下処理をするために、思考全体がその影響を受けてしまうのです。これがノーベル経済学賞を受賞した、ダニエル・カーネマンによって提唱された行動経済学の「認知バイアス」です。

認知バイアスとは、その名のとおり物事を偏見や先入観を持って認知してしまうこと。感情は「快」か「不快」かで物事を判断します。そのため、自分にとって都合が悪かったり、受け入れることに痛みをともなう事実や情報は、捻じ曲げたり、排除するのです。その結果、事実とは異なる認知が起こります。

このような思考システムのため、人間はよく間違いを起こします。それが私生活の些細なことなら、とりたてて問題ではないかもしれませんが、経営判断となると話は別です。感情的な経営判断をした企業が、うまくいったという話は誰も聞いたことはありません。

経営の神様と呼ばれた松下幸之助氏は、色紙を頼まれるといつも「素直」の二文字を書いたといいます。正しい経営判断をするのに必要なのは、客観的な現状分析と理論的な判断です。けっして感情的な現状分析と主観的な判断ではありません。

正しい経営判断をするには、好き嫌いや快不快、目先の損得といった感情にとらわれていない素直な心を持つことが大切なのです。

Point

経営者は早く感情の支配から抜け出し、素直な心を持とう！

第2章

院長としてやるべきこと
やってはいけないこと

8 院長はプレーヤーだけになってはダメ!

20代前半で起業した若い経営者に、ある上場企業の先輩経営者は「経営者の仕事は収益を作り出すことだ」と教えました。

若く理想に燃えていた彼は、その言葉どおり売上を上げるために最前線に立って、誰よりも営業活動に精を出し、電話営業、ＤＭや営業資料の作成、訪問、アフターフォローなど、寝る間を惜しんで働いていました。

その結果、彼自身は順調に売上を伸ばしていきましたが、組織全体の売上は思ったほどに伸びませんでした。時間の経過とともにその傾向は強くなり、経営は苦しい状態となり、彼の売上の利益でスタッフの給料も支払われるようになってしまいました。

それでもスタッフたちは奮起しません。自分だけが頑張っているようで空回りをしている感覚に襲われた彼は、再度、先輩経営者の元を訪れました。

「言われたとおりにやっているのに、なぜかうまくいかないのです!」

先輩経営者は、若い経営者の話をひととおり聞いた後、「それは君が、経営者の仕事をしていないからだ」とアドバイスをしました。

「言われたとおり、売上を上げるために最前線で誰よりも頑張ってきたのになぜ？」

若い経営者は意味がわからなくなって当惑しました。

これは、私の若かりし頃の実話です。

私はその後、話を聞き、自分が教えてもらったことを履き違えていたことに気づかされました。本当は「収益」を作り出さないといけないのに、「売上」を作り出すことに専念していたのです。

売上とは、商品やサービスを販売した合計金額であり、収益とは、実際に手元に残るお金のこと。この2つは似て非なるものです。お恥ずかしい話ですが、当時の私は、こんなことすら理解できていませんでした。

収益を作り出す方法には「売上を伸ばす」か「支出を抑える」の2つしかありません。当然のことですが、売上が伸びても、支出が増えれば収益は少なくなります。逆に、売上が低くても、利益率が高かったり、ムダな支出・コストをかけなければ、収益は自ずと増えます。

「入るを量りて、出づるを制す」という言葉がありますが、それを実行することで収益は作り出されます。そして、経営者がしなければいけないのは、そのための戦略を練ったり、仕組み（システム）を作り出したりすることなのです。

実際に動いて、売上を作り出すのがプレーヤーの仕事。戦略や仕組みを作り、収益を作り出すのがマネジャーの仕事。

私は、この仕事の違いを理解できていませんでした。そして、プレーヤーとして自分が働いて売上を伸ばすことばかりをしていたのです。これが当時、会社の経営状況を悪くしていた原因です。

もちろん、ほとんどの中小零細企業において経営者がマネジャーとしての仕事のみを行うのは不可能で、経営者の多くがマネジャーとプレーヤーの両方の仕事をこなしています。歯科医院もまったく同じです。マネジャー業務だけに専念できる院長先生はいないでしょう。しかし、プレーヤーとしての仕事だけをどんなに頑張っても、医院経営の成功はありません。プレイングマネジャーとして、その両立を達成することが歯科医院発展のカギとなるのです。

Point

プレイングマネジャーとして経営者の仕事もしよう！

9 経営者として考える時間をとらないとダメ！

経営者としての仕事——収益を上げるための戦略や仕組みをつくっていくためには、まずスケジュールの中に「考える時間」をつくること。医院の問題点の改善、収益を伸ばすための手段、組織力を高めるための方法などを考える時間です。

難しい症例に取り組んだり、患者様の喜ぶ姿に触れたり、感謝されるプレーヤーとしての仕事はとてもやりがいがあるものです。しかし、それだけで仕事をしたと満足感に浸っていてはダメ。経営者としての仕事をしない限り、医院の発展はありえません。

毎日、1時間ほどの時間でいいですから、スケジュールの中に経営者としての仕事をする時間を入れるようにしましょう。

もし「忙しくて、そんなに時間をとることができない」というなら、経営で成功するのは諦めるしかありません。毎日、たった1時間、経営者としての仕事をする時間がさけないで、経営をうまくいかせるなんて不可能だからです。

また、こんなふうにいう人もいるかもしれません。

「わざわざ時間をとらなくても、四六時中、経営のことで頭がいっぱいだよ」

でも本当にそうでしょうか？

「悩む」と「考える」は一見、同じようなことをしているように見えるかもしれませんが、この両者はまったく異なるものです。

辞書で調べると、悩むは「決めかねたり、解決の方法が見い出せないために心を痛めている様」。考えるは「知識や経験などにもとづいて、筋道を立てて頭を働かせること。判断する。結論を導き出す」です。つまり、悩むとは、迷路に落ち込んでいる状態のことであり、考えるとは、建設的で理論的な行動のことです。

もちろん経営者に必要なのは、悩むことではなく、考えることです。ところが、経営に悩んでいる人は多くいますが、経営について考えている人は少ないのです。多くの人は何の生産性もない「悩むこと」にぼう大な時間を消費しています。

人間の脳の重さは体重の50分の1ほどしかありませんが、体に取り入れる酸素の3分の1が消費される非常に非効率な臓器です。考えるという行為は、私たちのイメージ以上にエネルギーを消耗し、疲労する行為なのです。

しかし、それでも経営者は、考えなければいけません。院長が方向性や判断を間違えれば、自分自身だけでなく、働いているスタッフの生活も崩壊します。経営者にはそのような重い責任があります。

患者様に喜んでもらうには、安心して治療を受けてもらうには、患者数や自費数を増やすには、中断率を減らしリコール患者を増やすには、スタッフのモチベーションを高めるには……など、考えるべきテーマはたくさんあります。毎日、ひとつのテーマについてでよいので、脳みそに汗をかくくらいのレベルで徹底して考えるようにしてください。

すぐに人に答えを求めないこと。経営における答えは、コロンブスの卵のような非常にシンプルなものが多いものです。実際、はやっている歯科医院が実行していることはとてもシンプルなものです。

そのため、考える前に人に聞いてしまうと、「そんな方法でうまくいくはずがない」と行動を起こさないか、表面的な部分だけ実践して、すぐに結果が出なければ諦めてしまうことになります。しかし、熟考した人には、コロンブスの卵の価値が理解でき、そして価値がわかった人間だけが、正しく実行し、結果を出すことができるようになるのです。

Point

考える時間をつくり、脳みそに汗かく時間をつくろう

10 院長が何でもやってしまってはダメ！

経営資源としてよくあげられるのは「人」「物」「金」「情報」「知識」「時間」の6つ。目標達成をするために重要なことは、この6つの資源を何にどれだけ投入するのかを考えるのが戦略的思考であり、これこそが経営者の仕事です。

ヒューマンビジネスである歯科医院の場合、一般的な企業のような商品を販売しているわけではないし、歯科医療に関する情報・知識などは、医院にいる人が持っているものなので、「人」「金」「時間」の3つが経営資源だと考えてかまわないでしょう。

売れる歯科医院になりたければ、この3つの資源のムダをできるだけなくし、重要なものに投資するのです。

以前、ある院長先生に、毎日、戦略を考える時間をとることをすすめたところ、「忙しくて、そんな時間をとることはできない！」という答えが返ってきました。話を聞いてみると、技工はもちろん、院内の雑務の多く（なんと宅急便の発送まで）を、院長自らがやっていたのです。これでは時間がなくて当然ですね。

私は、少し冷静になって考えるようにアドバイスをしました。

院長の人件費は、基本的に歯科医院内で一番高い（経営状態の悪い医院では例外もあるでしょうが）。そんな院長が、スタッフでもできる雑務をしていたら、同じ作業をしても原価は高くなります。つまり、利益率はどんどん悪くなってしまうのです。

これでは頑張ることで、かえって自分の首を絞めることになってしまいます。

外注先に任せるとコストがかかるといいますが、そのコストを惜しむより、収益を生み出すために考える時間をとれないことのほうを惜しむべきです。

収益を上げるための戦略や仕組みがあれば、数百万円、数千万円の収益を作り出すことだって不可能ではありません。

数万円のコスト削減と大きく収益を伸ばす可能性、どちらに時間という資源をつぎ込むほうが賢い経営判断なのかは誰でもわかることでしょう。

もし「仕事を増やしたら、スタッフがかわいそうだしなあ……」などと考えているとしたら論外です。

仕事を任せない限り、スタッフはいつまで経ってもできるようにはなりません。つまり、仕事を任せないことは、人を育てないことでもあるのです。ヒューマンビジネスである歯科医院において、これは何より大きな痛手です。

スタッフへ変な気づかいをするより、高いモチベーションを持って働けるようにするにはどうすればいいのか、を考えるほうが賢明な選択です。

他の人でもできる仕事は、他の人に任せましょう。
キッチリした性格の人ほど、人に仕事を任せるのが苦手な傾向があります。
人に任せたときは、70点の出来栄えであれば合格点だと考えるべきです。最初から、経験も意識も違う院長と同じレベルの仕事ができるはずがありません。そのレベルから始めて、きちんとできるように育てていけばいいのです。

そして、院長は作業をしたことで、仕事をしたと勘違いしてはダメ。
他の人でもできる仕事に、貴重な時間を投入しているとしたら、それは仕事ではなく浪費です。浪費をいくら続けても、その向こうに発展はありません。そんなムダをなくすためには勇気を持ってその仕事から撤退し、スタッフに任せるのです。

Point
院長は、スタッフがやってもいい仕事はやらない！

11 悩んでいる時間をとってはダメ！

時間の中で一番ムダなのが、悩んでいる時間です。

悩みが何も生み出さないことはすでに説明しました。この非生産的な作業に、多くの人は貴重な時間を浪費しています。

世の中には、自分がコントロールできるものと、自分ではコントロールできないものがあります。

たとえば、患者様が理解し、興味を持つように自費治療の説明をすることは自分でコントロールできること。説明の仕方や資料づくりを工夫すればよいのです。しかし、その説明を聞いて、患者様が自費治療を選ぶかどうかは、自分ではコントロールできないこと。最終的な判断は患者様がするものだからです。

私はこれまで経営者だけでなく、スポーツの分野でもたくさんの成功者と呼ばれる人たちにお会いしてきましたが、成功する人と、そうでない人の違いのひとつに、何にフォーカスしているかがあることに気づきました。

成功者だからといって、必ずしも飛び抜けて優れたものを持っているわけではありません。能力的には「普通」という人が意外と多いのです。しかし、彼らは自分がコントロールできることにフォーカスし、そこに貴重な時間と精神を投入しています。錐が一点に力を集中させることで分厚い木にも穴を開けるように、能力が普通であったとしても、それを集中させて取り組むことで良い結果を出しているのです。


ところが、成功できない人たちは、自分でコントロールできないものにフォーカスしています。

このコントロールできないものに対して考えているのが、悩んでいるという状態です。そもそもコントロールできないのですから、どんなに頭をつかっても答えは出てきません。そして、貴重な時間と精神を浪費したり、能力を拡散しているのです。

こういった悩みのワナに陥らないように、定期的に自分が思考していることを紙に書き出しましょう。自分では考えていると思っていたことが、実は悩んでいたにすぎないことはままあることです。頭の中で思考をしていると主観が入るので、このようなことが起こるのです。

紙に脳の中にあるものを書き出すと、それを冷静に見ることができます。

紙に書き出したら、それを自分がコントロールできるものと、コントロールできないものに分類します。ポイントは分類ができたら、それを別々の紙にまとめることです。

自分がコントロールできるものは、それぞれの項目について、いつまでに答えを出すのかを決定します。つまり、期限を切るのです。

コントロールできないものは忘れてしまうことです。もし、忘れることができないとしたら、書き出した紙を丸めて捨てたり、燃やすようにしましょう。そして「これで忘れた」と声に出して宣言します。

一見、馬鹿なことに思えるかもしれませんが、こういった儀式をするのには意味があります。脳は、方向性を与えられると、それに沿って思考する性質を持っています。セラピー（心理療法）でも、悩み事や自分のトラウマを同じように紙に書き出して捨て、それを宣言する方法は実際に行われているのです。

悩みを脳から追い出せば、時間のムダがなくなるだけでなく、脳の空き容量が増えるので、脳の働きが良くなり、本当にやるべきことに精神を集中させることができるようになります。

Point

悩んでいる時間ほどムダはない、悩みを脳から追い出そう！

12 優先順位ではなく、重要順位をつける

誰でも、小さい頃から「優先順位」の重要性は何度も聞かされているはず。何かに取り組むとき、何が優先なのかを決め、そこから取りかかるべきだという考え方です。

たとえば、明日に英語と国語のテストがあり、明後日に数学と物理のテストがあるなら、今日やるべきは英語と国語の勉強です。その中でも、自分が不得手な教科のほうが優先順位は高くなります。

学生時代は、このような優先順位をつける考え方でいいのですが、社会人になってからも優先順位をつけているようではダメです。

学生の頃は、やるべきことの枠が決まっていますし、すべてにおいてソツなくこなせることが求められます。英語は90点だが国語は10点というより、両教科とも70点のほうが高く評価されるのです。

しかし社会では、すべてを平均的にこなせることが求められることはほとんどありません。仕事も、料理も、趣味も平均的にできる人間より、人の心を打つ絵画を描くことができるが、料理はうまくできない人のほうが高い評価を受けるのです。

学生の頃は、クリアすべき教科が決まっていました。しかも、それは時間内に達成することができる課題です。

ところが、社会ではやるべきことは無限にあり、そのすべてをこなすことは困難です。その上、持っている資源は限られているのですから、すべてを成し遂げることは実質上、不可能だといっていいでしょう。

つまり、すべてを成し遂げることを前提として、重要なものから順位をつける優先順位は、社会では現実的ではないのです。

では、社会ではどんな考え方が必要なのでしょうか？

それは、物事に「重要順位」をつける考え方です。

重要順位は、やるべきことを洗い出し、それを「本当にやるべきこと」と「やらないこと」に分類し、その上で、やるべきことに重要なものから順番をつけたものです。

やらないことを明確にすると、経営資源を本当に必要なものに集中できるだけでなく、「あれもまだやっていない、これも手をつけることができていない……」という心理的なストレスからも開放されます。つまり、重要順位をつけることで、目標が明確になり、達成しやすくなるのです。

話は飛びますが、「戦略的思考を持つことが重要」ということは、経営者であればどこかで耳にしたことがあるでしょう。

戦略とは、もともと軍事用語ですが、戦争においてすべての局面で勝つことはできません。敵地を攻略するために、絶対に負けられない拠点と、そうでない拠点に分け、重要な拠点に武器や物資、それから人材を集中的に投資することが戦略です。つまり、戦略的思考とは、ズバリ重要順位をつけることなのです。

よく会社の壁に「顧客満足」と「売上必達」の2つのテーマを貼り出しているところがありますが、これなどは戦略がない典型的な事例です。顧客満足を優先すると、売上が犠牲になることが、また、売上を必達するには顧客満足が犠牲になることがあるからです。

戦略がない歯科医院は、どちらの重要度が高いのかを明確にしていません。ですからスタッフは、ある時は患者満足を優先し、ある時は売上を優先します。その結果、サービスに一貫性がなくなり、患者様の信用を失うことになります。

組織力を最大限に活かすためにも、戦略的思考、つまり重要順位をつけることは重要なのです。

Point　やるべきことに重要順位をつけよう

13 時間のダイエットをする

私の周りにもメタボリックな人がいます。

そういった人たちは「食事の量は少ないんだけど……」「ほとんど間食はしないのに……」「水を飲んでも太る体質だから……」などといいます。つまり、それほど食べていないのに太ってしまうというのです。

そんな人に私がおすすめしているのが「レコードダイエット」。これは日々摂取する食べ物とそのカロリーを記録していくダイエット法です。

毎日、自分が食べているものを記録していくと、「それほど食べていない」という人でも、食事の量は少ないものの、高カロリーのものを食べていたり、意外と間食をしていたり、時々ストレス解消に大食いをしていたりと、本人が思っている以上に食べていることに気づきます。

レコードダイエットは記録することで、そういったことを自覚するようになると、自然と食生活が改善されて、痩せることができるという優れものです。

〔図表２〕　時間の使い方一覧表

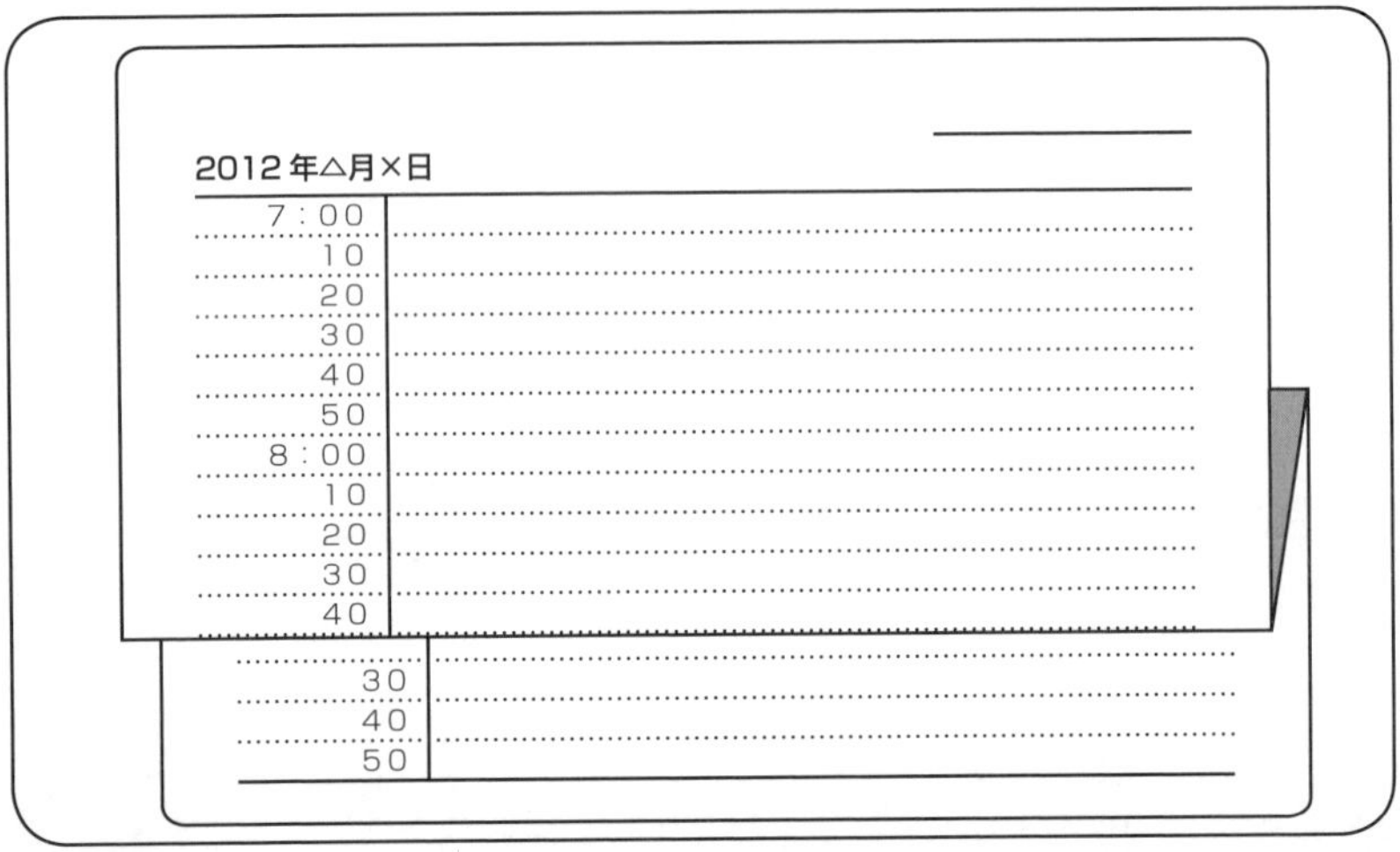

時間にも同じことがいえます。

多くの人は、忙しくて時間をとれないといいますが、そういう人でも、スタッフができる仕事をしている時間も含め、無自覚なまま意外とムダなことに時間を浪費しているもの。こうした時間のムダをなくすには、レコードダイエットと同じように、「時間のたな卸し」をすればいいのです。

方法は簡単。まずスケジュール帳に1ヵ月間、自分が何にどれくらいの時間を使ったのかを記録していきます。

誰の治療に、どんな作業に、どの業者とのどんな打合せに、そして趣味や遊び、家族と何をして過ごしたか……と、仕事だけでなく、私生活も含めて1ヵ月の間に何にどれくらいの時間を使ったのかを、すべてを細かく（といっても10分単位くらいで区切ったもので十分です）書き込んでいくのです。

スケジュール表がなければ、普通のノートのページの左端に枠を作って、1日の時間を入れ、その右側に記録をしていけばいいでしょう〔図表2〕。

そして1ヵ月間記録をしたら、誰の治療に、どんな作業に、誰と会うことに、何をすることに、誰と過ごすことに、どれくらいの時間を使ったのかを一覧表にまとめます（エクセルを使うと簡単にまとめることができます）。

この一覧表が、1ヵ月の間にあなたが実際に使った時間です。

一覧表を見ながら、「本当にこのことに、これだけの時間を投資する価値があるのか？」と1項目ずつ検証していけば、ムダな時間を簡単に見つけることができます。習慣だからといって、ただ使っている時間がないかをチェックすることも大切です。

仕事の場合は、使った時間の横に、自分の時給を計算して記入してみましょう。そうすれば、やっている仕事が費用とくらべて、成果があるものかどうかが判断できます。

ムダな時間をシェイプアップし、目標を達成するために必要な時間やものに投資するようにしましょう。

Point
院長は時間のたな卸しで、時間のムダをなくそう！

14

お金のムダな投資はダメ！

時間のシェイプアップが終わったら、お金のことを考えてみましょう。

以前、患者数を増やしてほしいとアドバイスを頼まれた歯科医院の院長先生から、1年後に「ちょっと経済的に苦しいんですよね……」という相談を受けたことがあります。

正直、私は耳を疑いました。この1年間で患者数は増え、勤務医を増やしてもさばききれず、2週間以上も予約が入れられない状況になっていると聞いていたからです。

再確認をすると、やはり患者数も自費率も確実に伸びているといいます。私はますますわからなくなり、いろいろと突っ込んだ話を聞いてみたところ、しばらくしてその理由が判明しました。

それは、収入が伸びている以上に、支出が増えていたのです。

大きいのは、海外の学会に参加した費用でした。収益が増えたのと、勤務医が増えて自由な時間ができたことで、学会やセミナー参加のため、韓国やヨーロッパなどに出かける機会を増やしていたのです。しかも、飛行機はファーストクラス、一流ホテルを利用していました。つまり、研修参加費はもちろんですが、それに付随する旅費が著しく増えたことが、経理状況を圧迫していたのです。

お金という資源を最大限に活かすには、「本当に必要なもの」で「今、投資すべきもの」の２つに当てはまるものに投資することです。

医院を発展させるために、新しい知識や技術は必要だったのでしょうが、投資するタイミングを間違えたこと、見栄からムダなお金を使ったことが、この歯科医院の経理状況を悪化させてしまったのです。


もうひとつ、お金について確認しておきたいことがあります。

改めていうまでもなく、どこの歯科医院でも、保有しているお金は有限です。この有限な資源を、普段からできるだけムダにしないようにすることが大切です。見栄や体裁のためにお金を使うのは最悪です。

習慣になっているために深く考えることなく使っているお金は、どこの歯科医院でも意外と多いもの。ですから、時間と同じようにお金もシェイプアップすることが大事です。

歯科医院が1ヵ月の間に使っているすべての経費を、一覧表に書き出してみましょう。そして、まず「必要なもの」と「必要でないもの」に分類します。このとき、大切な資源が、習慣という名の下に流出していないかを、自らに問いかけてみることです。

たとえば、２年も３年も、ＳＥＯ対策費を支払い続けてはいないでしょうか。一般的な地域密着型の歯科医院なら、きちんと更新さえしていれば、ホームページのＳＥＯの外部対策（被リンク）は1年もすれば必要なくなります。習慣というだけで管理会社に支払い続けているのは、ムダの最たるものです。

次に「必要なもの」を、「今必要なもの」と「後でもいいもの」に分類します。これだけでムダなお金の流出をかなり見つけることができるはずです。

最後に、もう少し突っ込んで考えてみましょう。つまり、「今必要なもの」を削減することができないかどうかを考えるのです。

たとえば、歯科医院が5年以上前から借りている土地なら、その地代家賃は交渉すれば安くなる場合が多いものです。通信費も、サービスを変えれば下がることがあります。

こうやって、お金の支出をシェイプアップすることで、財務を常に健康な状態にしておくことも、経営者の重要な仕事のひとつです（税理士に任せきりにしてはいけません）。

Point
歯科医院にとって本当に必要なものだけにお金を投資しよう

15 理念を持って強い組織をつくる

組織はよく人間にたとえられます。頭脳が経営者、体がスタッフ、血液がお金です。そして、この組織という人間の魂にあたるのが「理念」もしくは「ミッション」です。

理念は「ある物事についての、こうあるべきだという根本の考え」で、ミッションは「与えられた重大な務め。責任をもって果たさなければならない任務」というのが本来の意味ですが、歯科医院経営では「自院が世の中に提供する価値」ととらえていいでしょう。

「画竜点睛を欠く」という諺がありますが、どんなに素晴らしい院長とスタッフがいても、理念やミッションがなければ強い組織をつくることはできません。

もっと根本的な話をしますと、実は理念やミッションを実行するために経営をし、その実現のために組織をつくるというのが、経営の本来あるべき姿です。つまり「こんな価値を世の中に提供したい！」という想いを実行するために開業し、それを実現するための組織をつくるのが、本来あるべき順番なのです。

もちろん、これまでそうではなかったとしても気落ちする必要はありません。実際に経営を始めてから気づかされることはたくさんあります。現時点で理念やミッションがないのなら、今からつくればいいでしょう。より良い経営をするために、間違えた部分があれば、引き返してやり直すことはけっして恥ずべきことではないのです（それどころか賞賛されるべきものです）。

理念やミッションは、経営の礎となるべきもの。基礎工事がなければ、その上に建物を建てることは不可能なように、理念やミッションがなければ、健全な経営はありえません。ただ、この部分について詳しく説明をしていくと趣旨からずれるので、ここでは「組織づくり」に絞って話をすすめていきます。

人間は収入を得るために働いています。しかし、収入を得るだけでは満足できないのも人間です。これは人間が基本的欲求のひとつとして「集団欲」というものを持っていることに起因しています。そして集団に所属するだけでなく、その中で人様に認められたり、必要とされたりすることで、自分の存在意義や生きている価値を見出すのが人間なのです（69ページ参照）。

だから自分が働くことを、単に患者様の歯石を取る作業をしていると認識しているのか、それとも素敵な笑顔にすることで、その患者様の人生を豊かにしていると認識しているのかでは、働くモチベーションはまったく違うものになります。

また、理念やミッションが明確になっていると、人の採用や教育がしやすくなります。勤務医にしろ、歯科衛生士にしろ、歯科技工士にしろ、誰だって仕事にやりがいを求めています。単なる作業をするだけよりも、仕事を通して価値を世の中に提供する仕事のほうに人は魅力を感じます。つまり、理念があると同じ求人をしても、人を集めやすくなるのです。

それに、理念やミッションに共感してくれるかどうかで分類できるので、誰を雇用するのかという判断もしやすくなります（スキルは後からでも身につけさせることはできますが、価値観はあまり変わらないものです）。

加えて、ヒューマンビジネスで一番重要な教育もしやすくなります。理念やミッションが明確になっていれば、それを実現するために、どんなスキルが必要なのかがわかるので、どんな本を読ませたり、研修を受けさせればいいのかの判断をしやすくなります。

このように強い組織をつくるのに、理念やミッションは必要不可欠なものなのです。

Point
理念なき経営ではスタッフのモチベーションも上がらない

16 理念をつくったら行動指針と重要順位を決める

理念やミッションは、歯科医院が世の中に提供する価値であり、目指すべきところです。その内容は「安心できる医療の提供」や「患者様を笑顔にするために全力を尽くす」というように抽象的なものになるのが一般的です。

それだけに「具体的に何をすればいいのか」という行動の方針を示さないと、単なるお題目になってしまうことになります。実際、せっかくつくった理念が標語になってしまっている歯科医院は少なくありません。そうならないために必要なのが行動指針です。

また、理念やミッションというものが抽象的なものだけに、人によってとらえ方が違ってくる場合もあります。「患者様を笑顔にする」という理念を、ある人は治療技術で実現しようとし、ある人は詳しく説明をすることで不安を解消しようとし、ある人はていねいな対応で笑顔になってもらおうとしてしまうのです。

こうなると、理念に対する意見の相違によって、組織内で反目が起きたり、スタッフによって対応が異なり、患者様の信頼を失ってしまうこともあります。しかし、行動指針が明確になっていれば、こういったことを防ぐこともできます。一例をあげましょう。

〔例〕

★理　念：安心して医療を受けていただくために、最大限の努力をします。

★行動指針：

①安全性（安全な環境の整備、衛生環境の徹底、情報の共有）

②ホスピタリティ（挨拶、笑顔、アイコンタクト、耳を傾ける、ていねいな説明）

③効率（ムダな時間と物の排除、創意工夫と改善、目標達成のための協力）

このように、具体的に「どのような行動をとるべきなのか」という、行動指針を明確にすることで、スタッフは何をすればいいのかが理解できるようになり、見解の相違などを防ぐことができるのです。

ここでもう一点、忘れてはいけないのが行動指針に重要順位をつけることです。

現場では、スタッフがその場でどんな行動をとるのかを判断しなければいけないことが多々あります。

その判断を下すとき、どちらかを優先すれば、どちらかがおざなりになってしまうということがあります。たとえば、患者様に話しかけられたとき、ていねいな対応をするにはきちんと受け答えをすべきですが、それに時間を取っていると、次の患者様に使う器具の洗浄などが間に合わなくなる、といったような場合です。

こういった場合、スタッフが適切な判断ができるように、何を優先させるべきなのかを明確にしておくのです。

こうした判断を多くの歯科医院では、現場スタッフの経験に頼っています。しかし、経験に依存したやり方では、業務の品質にはどうしてもバラつきが出てしまうし、ミスも起こりやすくなります。

たとえば、先ほどの例では、1位が安全性、2位がホスピタリティ、3位が効率になっています。

安全性が最重要で、これはその他のどんな業務より優先されます。次にホスピタリティ、そして効率で、スタッフは現場でどう動くのかという判断を、常にこの重要順位によって行うよう理解と徹底をさせることで、業務の品質を保ち、無用なミスをなくすことができるのです。

Point 行動指針と重要順位が明確であれば判断ミスは生じない

17 チームワークをつくる

サッカーのポジションは大きく分けて、ゴールキーパー、ディフェンダー、ミッドフィールダー、フォワードの4つがあります。監督は、それぞれの選手の能力や技術力に応じてポジションを決め、それぞれの役割を明確に指示して試合に送り出します。

もし、ポジションや役割を明確にしないまま、11人の選手をフィールドに送り出したとしたら、試合に勝つことはできるでしょうか？

明らかに格下の相手にならら勝てるかもしれませんが、同レベルの相手にはまず勝てないでしょう。少なくともトーナメントで優勝することなどできません。

組織力とは「モチベーション×スキル×チームワーク」の積で求めることができます。どんなに優れた、高いモチベーションとスキルを持った選手がそろっていても、チームワークがなければ組織力は弱くなります。名選手が入ったのに、ちっとも勝てないチームというのをあなたも見たことがあるでしょう。

チームワークは、ポジションと役割を明確にすることで築かれます。どのような立場で、どんな責務を担っているのかを理解することで、相手に対する尊敬の念や気づかい、配慮などが生まれてくるからです（相手のことがわかっていないと、自分を中心に判断してしまうのが人間です）。

経営でも同じです。どんなに優れた人材が揃っていても、ポジションと役割、そして権限を明確にしていなければ勝つことはできません。

中には、そんなことをしなくても、全体をまとめ、うまく仕事の割り振りをする古参のスタッフがいるおかげで、職場の雰囲気もよく、チームとしてよい仕事ができている医院もあります。しかし、院長はその現状に甘えてはいけないのです。

そうした中核となるスタッフが辞めると、内部がとたんにガタガタになった歯科医院を私はたくさん見てきました。チーム力をスタッフの個人の資質に任せるのはこの上なくリスキーです。組織として誰が抜けたとしても、逆に誰が入ってきたとしても、チーム力を発揮できる仕組みを持っておくべきなのです。

歯科医院の組織力を最大限にするためには、組織としてのフレームを持つべきです。

組織フレームとは、それぞれの立場と役割と権限を明確にしたもので、歯科医院内の業務を部署化し、その部署の責任者と、やるべき仕事を明確にしたものです。

スタッフ数の少ない医院では「部署になんか分けても、配置する人がいない」というかもしれません。しかし、それでもつくるのです。

たとえば、受付と歯科衛生士が1人ずつしかいなくても、受付部と衛生士部をつくるのです。そしてそれぞれのスタッフを、その部署の責任者にします。そうすれば、自ずと責任感も生まれてくるのです。

組織フレームを持つには、まず歯科医院として行っている業務を洗い出すこと。

歯科衛生士としての業務内容、歯科助手としての業務内容、受付としての業務内容以外にも、インフォームドコンセント、レセプト、カルテの管理、広報、新人教育、在庫管理、シフト管理、患者様のフォロー、内部イベントなど、医院が行っている業務をすべて書き出します。

必ずしも、ひとつの業務をひとつの部署にするわけではありません。いくつかの業務をまとめて部署をつくってもいいでしょう。どのように分類するのかは歯科医院によってベターな形が違うので、自院にあったものを考えるようにしてください。

Point

チームワークは組織フレームをつくるところから生まれる

18 スタッフ全員を経営に参加させる

言われないと何もしない指示待ち族や、歯科医院の状況を考えずに権利ばかりを主張するスタッフ。そういったスタッフを見て「スタッフが経営感覚を持ってくれれば……」と思ったことは、院長なら誰でもあるのではないでしょうか？

しかし、これはスタッフのせいではありません。経営者の、つまり院長の責任です。何を目指し、そのために具体的に何を行えばいいのかがわからなければモチベーションが高まらないのは当然です。それに、権限と責任が明確になっていなければ責任感なんて生まれてくるはずがありません。

アメリカの心理学者アブラハム・マズローは、人間が持つ欲求を5段階に分類し、低次な欲求が満たされると、次の段階の欲求を満たすことを求めるようになることを理論化しました。いわゆる「マズローの欲求段階説」〔図表3〕です。

「①生理的欲求」とは、食事・睡眠・排泄などの、生命を維持するための本能的で根源的な欲求。この欲求が満たされると次に、「②安全の欲求」が生まれてきます。これは経済的安定性、良い健康状態の維持、良い暮らしの水準、事故防止、保障の強固さなど、予測可能で秩序だった状態を得ようとする欲求です。

「②安全の欲求」が満たされると、情緒的な人間関係、他者に受け入れられている、どこかに所属しているという感覚を持ちたいという、「③所属と愛の欲求」が出てきます。

「④承認の欲求」とは、自分が集団から価値ある存在と認められ、尊重されることを求める欲求です。

最後の「⑤自己実現の欲求」は、自分の持つ能力や可能性を最大限発揮し、具現化して自分がなりえるものにならなければならないという欲求です。

マズローは、すべての行動の動機が、この欲求に帰結されるようになると説いています。

〔図表3〕　マズローの欲求段階説

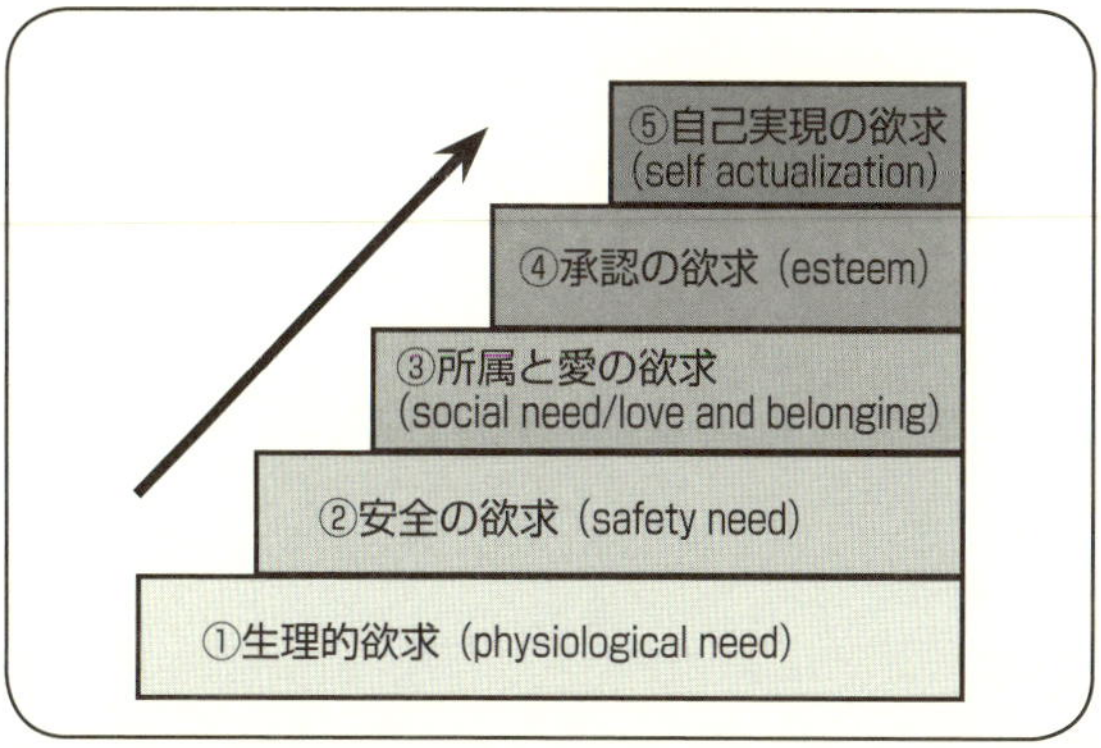

雇用されることで、毎月給料が支払われるわけですから、「①生理的欲求」と「②安全の欲求」は基本的に満たされます。しかし、この2つの欲求が満たされたからといって、やる気や責任感が出てくるわけではありません。

「③所属と愛の欲求」は、単に組織に所属していれば満たされるものではなく、価値あるところに所属してこそ、満たされます。つまり、歯科医院の社会に提供する価値（理念）が魅力的なものであれば、この欲求は満たされロイヤリティ（忠誠心）は高くなります。その理念を実現するために、具体的にどう動けばいいのかという行動指針が明確になっていれば、どうすれば価値ある存在として認められ、尊重されるのかがわかります。つまり、「④承認の欲求」を満たすためにモチベーションが高まるのです。

そして、理念を実現することで、スタッフ一人ひとりにどんな人間になることができるのかをイメージさせれば、「⑤自己実現の欲求」を満たすために、さらに高いモチベーションを持つようになります。

このように、理念や行動指針を明確にすることで、スタッフのモチベーションは高めることができます。その上で組織フレームをつくります。

組織フレームで明確にするのは、立場・役割・権限・責任の所在の４つ。

立場や役割がわかれば、自分が何をすればいいのかが明確になります。権限や責任の所在がわかれば、責任感を持って創意工夫をするようになります。また、お互いが何をしているのかが明確になるので、チームワークも生まれやすくなるのです。

ここで大切なことは「理念」「行動指針」「組織フレーム」を、医院のスタッフ全員で決めること。どんなに院長が脳に汗をかいて考え出したものだとしても、押しつけられたものは、押しつけられたものにすぎません。

しかし、自分も参加して決めたものは自分たちのものです。それを守り実行しようという気持ちは、押しつけられたものとまったく違ってきます。

それに、現場には院長も気づいていないものがあります。スタッフとしては「こういうこともしたほうがいいのに……」と思いつつ、進言できずにおざなりになっている事柄はどこの歯科医院でもあります。全体で決めることで、そういった漏れを防ぐこともできるのです。

複数の歯科医院を経営しているような場合は、スタッフ全員を集めて話し合うのは無理かもしれません。そういった場合は、経営陣で骨子を決定し、それぞれの医院で話し合い、それをまた持ち寄って検討すればいいでしょう。

歯科医院の組織を根源から一緒につくるには、時間がかかります。

毎月1～2回集まって、議題について全体でディスカッションをし、みんなの考えや意見を聞きまとめるのですが、最初はなかなか意見が出ないかもしれません。スタッフにすれば、これまで考えたこともないのですから当然です。

それでもディスカッションを行い、意見が出なかったものに関しては宿題にして、次の集まりまでに回収して表にまとめ、それを元にまたディスカッションを行っていきます。

実際に、私もいくつかの歯科医院でやってきましたが、手間も時間もかかります。

しかし、この手間と時間を惜しんでは、前にすすんではいけません。

農家の人は良い作物を収穫するために時間をかけて土をつくります。土さえよければ、後は種を蒔くだけで豊かな実りをもたらしてくれることを知っているからです。

経営でも、よい組織をつくるためにはスタッフみんなの意識を耕すことが必要になります。手間も時間もかかる作業ですが、それさえできていれば、後は「目標」という名の種を蒔くだけで、豊かな実りをもたらしてくれるようになるのです。

こうして歯科医院の根源——「理念」「行動指針」「組織フレーム」について、スタッフと意識をすり合わせながら一緒につくっていくと、スタッフは自ずと経営感覚を持つようになります。
そうなれば、院長も「スタッフが経営感覚を持ってくれれば……」という悩みからも開放されるでしょう。これは手間と時間をかけるだけの価値があることなのです。

Point
患者様の心をとらえる歯科医院づくりは、スタッフを含めた全体でやる！

第3章

経営者・院長の仕事は考えること

19 経営とは「考えること」に尽きる

患者数を増やす、自費治療を増やす、治療の中断率を下げるといった収益に関することから、良いスタッフを雇用する、業務の流れをスムースにする、スタッフのモチベーションを高めるといった組織のこと、そして、新しい医療機器やシステムを導入するかどうか、どこの業者と取引をするのか、資金繰りをどうするかといった運営に関することまで、歯科医院を経営していれば、解決しなければいけない課題が次々と出てきます。

経営者とは、日々それらの課題の一つひとつに向かい合い、適切な判断と決断をしていく連続です。まさに考えることこそが、院長の仕事だといっていいでしょう。

院長は、1日のスケジュールの中に、思考をするための時間をとることが重要であることはすでにお話ししました。

ところが、現実には経営に欠かせない「思考」が苦手な人は少なくありません。思考する時間をとることをアドバイスしても、多くの院長はその時間をとることすらしないのです。中には考えることを諦め、作業をすることに専念している院長すらいます。しかし、思考を止めた瞬間に医院の発展はなくなってしまいます。一人の人間の労力でできることなんて、たかが知れているのです。

学生時代に良い成績だった人の中にも、考えることに苦手意識を持っている人が多いのは、学校と社会では思考に求められるスキルが異なるからです。

学生時代、良い成績をとるために必要なのは記憶力と応用力です。出される課題には、基本的にすべて正解があり、一定の時間の中で、記憶力と応用力を駆使し、問題を解いた人間が高く評価されます。

ところが社会に出ると、自分で考え、答えを見つけ出さないといけなくなります。しかも学生の頃と違って、世の中には「これが正解！」という答えは存在しません。ある人やある事柄にとっての正解は、別の人や同じような他の事柄では正解とはならない場合が多いのです。

このように社会での思考は、最初から設定された答えに到達する学生の頃とはまったく違うスキルが必要になるのです。

多くの人は、思考というものは、感性やヒラメキによって行われるものだと思っています。ですから、素晴らしい思考ができる人の真似をするのは、とうてい不可能だと考えてしまうのです。しかし、そうではありません。思考とは「プロセス」です。

ですから、プラモデルを組み立てていくように、順序どおりにステップを踏んで考えていけば、誰だってベターな答えに到達することができるものなのです。

賢い経営者は、短期間の間に適切な答えを導き出していますが、それは頭の中でこのプロセスを実行しているのであって、けっして他人にはない特殊な感性やヒラメキを持っているわけではないのです。

良い経営をするのに必要とされるのは、

「問題解決」

「判断と決断」

「アイデアを生み出す」

の3つの思考。この3つの思考プロセスを身につければ、歯科医院を発展させることは難しくなくなります。

Point 思考とはヒラメキではなくプロセスである

20 「問題解決」するには問題をそのままとらえてはダメ！

パレートの法則をご存知でしょうか？

「80：20の法則」とか「ばらつきの法則」と呼ばれることもあるもので、イタリアの経済学者ヴィルフレド・パレートが発見した統計モデルです。

簡単に説明をすると、自然現象や社会現象、そして経済など、さまざまな事象において原因の20％が結果の80％を生み出しているというものです。

たとえば、ビジネスにおいては、売上の8割は全顧客の2割が生み出しています。ですから、売上を伸ばすには顧客全員を対象としたサービスを行うよりも、2割の顧客に的を絞ったサービスを行うほうが効率的なのです。

また、商品の売上の8割は、全扱い商品のうちの2割で生み出しています。組織においては、売上の8割は、全従業員のうちの2割が生み出しています。仕事の成果の8割は、費やした時間全体のうちの2割の時間で生み出しています。

もちろん厳密に80：20であるとは限らず、90：10や70：30の場合もあります。

つまり、集約すると一部が全体に大きな影響を持っていることが多い、ということなのです。

80％の結果を生み出している、20％の原因の部分に問題があると、それが些細な問題であっても結果に大きな影響を与えます。逆にいいますと、その問題を解決すれば、事業自体がブレイクスルーすることもあります。

問題を解決するのは難しいことではありません。

問題を解決するのが難しく感じるのは、問題をひとつの塊としてとらえ、そのまま解決しようとしているからです。どんなに大きく見える問題でも、それは小さな問題の集合体にすぎないのです。

そして小さく分解すれば、どんなに複雑な問題でもシンプルで解決可能なものになります。先ほど紹介したパレートの法則を思い出してください。結果の80％が20％の原因から生み出されているということは、核となる部分を解決すれば、問題の8割は解決できるのです。

シンプルで解決可能な形にした上で、問題を引き起こしている重要な部分さえ解決すれば、問題のほとんどはなくなるか、簡単なものになるということです。

それからもう一点、大切な部分なので記憶にとどめておいてほしいことがあります。それは世の中には「これが正解」という答えはないということ。つまり、存在するのはベストな答ではなく、その場におけるベターな答えだけ。

ですから、学生時代の感覚のまま、正解を探そうとしても、最後まで答えに到達することはできないのです。

このことは、問題を解決するときだけでなく、判断や決断をするとき、アイデアを作り出すときにも共通していえることです。

必ずうまくいくことが保障された答えなんて存在しないのですから、それを見つけようとしてはダメなんですね。80％うまくいけば良いという感覚で、答えを見つけようとすることが大切なのです。

Point

大きな問題も小さな問題の集合にすぎない

21 問題には必ず本質がある

「何度注意しても、ミスが改善されないんです」

スタッフについて、そんな話をする院長がいます。

何度注意しても、スタッフが何度も同じ間違いをするのはなぜでしょう?

もしかして、やり方を理解できていないのかもしれないし、時間が足りないのかもしれないし、私生活で問題を抱えているからかもしれません。

本当の原因を解決しないで、現象だけを注意してもミスは繰り返されるだけです。

よく7回質問をすれば、問題の本質に行き着くといわれます。たとえば、ミスをしたことを注意するのではなく、スタッフに「なぜ、こうしたミスをしたと思いますか?」と質問をするのです。

「作業をするのに十分な時間がないので……」

「なぜ、十分な時間をとることができないのですか?」

「他にしなければいけない作業が、たくさんあるからです」

「具体的に、どんな作業に、どれくらいの時間がかかっていますか？」

こうやって質問をしていくと、どんどん問題の本質の部分に近づいていきます。

この場合なら、作業数が多すぎるのかもしれないし、作業全体で手を動かすのが遅いのかもしれない。もしかしたら、何か特定の作業に時間をとられているのかもしれません。

あと少し質問をすれば、その本質に到達することができるでしょう。

そして、到達した本質は非常にシンプルで、解決可能なはずです。たとえば、作業数が多く、その原因は責任感が強いために、他の人の仕事までやってしまっているようなら、仕事の担当範囲を明確にすればよく、そうすればミスはなくなるのです。


このように質問をすることで、目の前にある問題を小さな問題に分解することができます。これを繰り返せば、さらに小さな問題に分解すると同時に、本質に近づいていくことができるのです。

後は、どれが本質なのかを見つけ出しさえすれば、簡単に問題を解決することができます。小さな問題を解決するのは簡単だからです。

問題を分解し、本質を見つけ出すには、次の２つの質問を繰り返していくことです。

「この問題を起こしている最大の原因は？」

「他に、考えられる原因は？」

２つの質問をするだけですから、誰でも実行可能ですね。

シンプルな質問ですが、この質問には魔法のような効力が秘められています。なんといっても、これは凄腕のコンサルタントたちが頭の中で行っている思考プロセスなのですから、凄腕コンサルが、毎月、高いコンサル費用を受け取りながら行っているのと同じことを、あなたもできるようになるのです。

もちろん、質問は７回である必要はありません。場合によっては、３回の質問で本質に行き当たることもあるでしょうし、10回質問が必要な時だってあるでしょう（７回というのはあくまで目安です）。

この質問を自問自答するか、もしくはスタッフと一緒に答えていきます。

基本的には、複数人数で質問に答えていったほうが問題は早く解決できます。しかし、問題によっては全体に相談できないこともあるでしょうから、どちらの方法をとるのかは問題によって判断するようにしてください。

Point

質問を繰り返していけば、問題の本質に到達できる

22 問題を解決する2つの質問

ここに、自費率が低いという問題に直面している歯科医院の院長がいるとしましょう。

――自費率が低いという問題を起こしている最大の原因は？

「患者のデンタルＩＱが低いから」

――デンタルＩＱが低いという問題を引き起こしている最大の原因は？

「普段、歯に関する情報に触れることがないから」

――歯に関する情報に触れることが少ない最大の原因は？

「マスコミなどで取り上げることが少ないから」

こうやって「**この問題を起こしている最大の原因は？**」という質問を繰り返すことで、まず問題の縦掘りをしていきます。そして、出てきた答えは紙に縦に書き出します。そうすることで整理されるからです。

そして、これ以上掘り下げることができないところまでいったら、次に、縦掘りをする各段階で出てきた答えに、「**他に、考えられる原因は？**」という質問をします。つまり、今度は横に広げるわけです。

〔図表4〕　問題解決のフローチャート

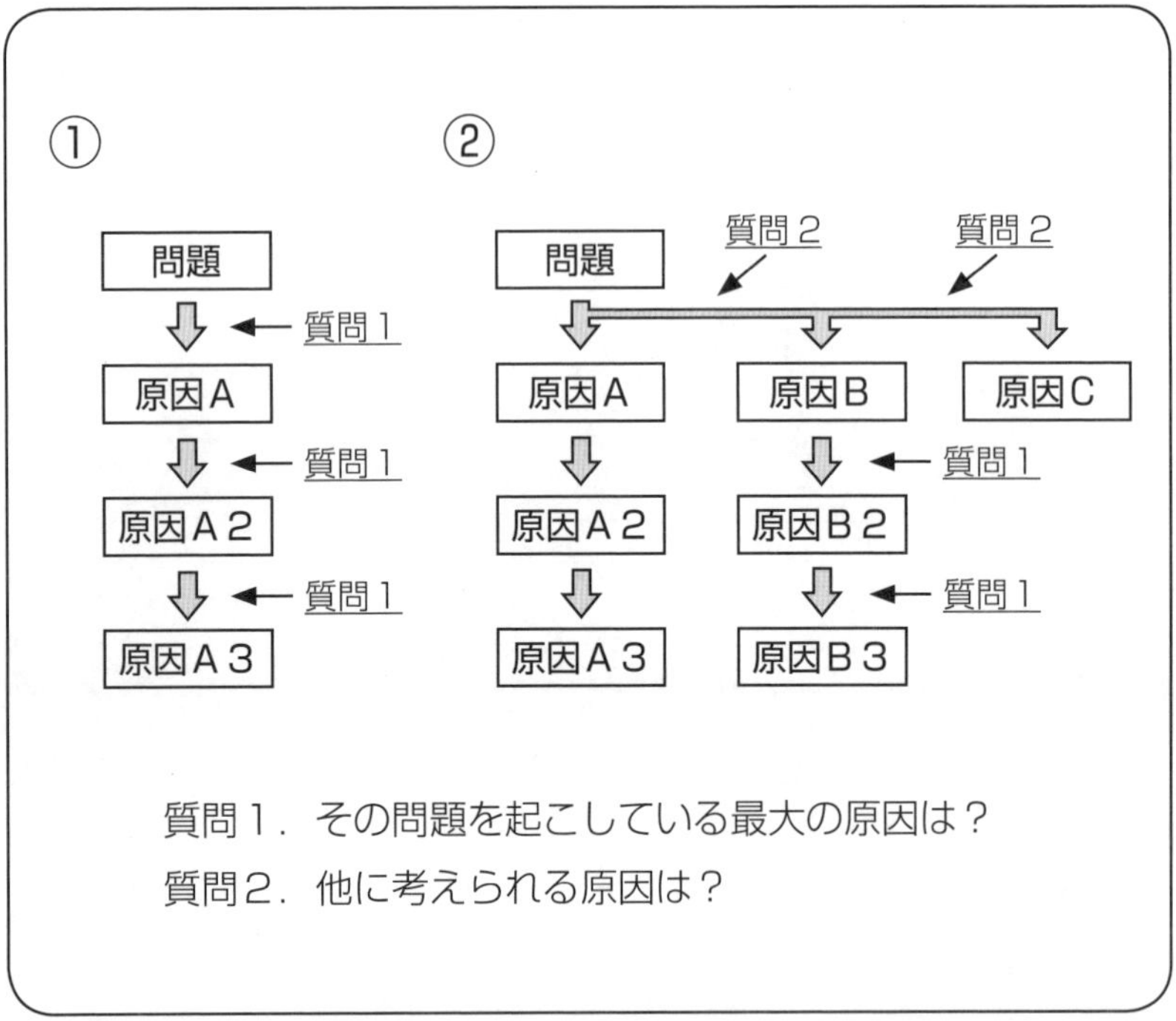

　たとえば「自費率が低いという問題を起こしている最大の原因は？」として「患者のデンタルＩＱが低いから」以外に、何があるのかを考えます。

　そうすれば「自費という選択肢を知らないから」「自費治療の良さが理解できていないから」「高い治療費を出す価値を感じていないから」などといったことが出てくるかもしれません。

　こうして横の広がりが出てきたら、それぞれの項目について、縦掘りを試みていきます。

たとえば「高い治療費を出す価値を感じていない最大の原因は？」と質問していくわけです。

このように2つの質問をすることで、縦掘りに加え、横に広げ、さらに縦掘りして、出てきた答えを紙に書き出していくと、フローチャート〔図表4〕のようなものができてきます。これが大きな問題を小さく分解した図面です。

この図面を広げてみるとわかりますが、小さな問題には自分でコントロールできないものが含まれています。たとえば、最初に掘り下げて出てきた問題の「マスコミなどで取り上げることが少ないから」などは自分でコントロールできません。

こうしたコントロールできないものが混じっているのが、問題が問題となっているゆえんです。コントロールできないものが散りばめられているので、大きな塊のまま考えていくと、自分ではどうしようもないことがたくさん出てきて、その結果、解決できないという答えに行き着いてしまうのです。

しかし、小さな問題に分解し、その後、コントロールできるものとできないものに分類すれば、そんな間違いをすることはなくなります。

分類が終わったら、問題の核となっていると考えられる問題を選び出し、その解決方法をその横に書き出していきます。

問題の質と答えの質はイコールになります。明確な質問というものは、その質問がそのまま答えになるものです。ですから小さな問題まで分解していれば、解決策を見つけ出すのは難しいことではなくなります。

たとえば、「高い治療費を出す価値を感じていないから」という問題が↓「自費治療のメリットが理解できていない」「快適な生活になることが理解できていない」「再発リスクが理解できていない」「健康に与える影響が理解できていない」という、さらに小さな問題からできているとしたら、メリット、手に入る生活、再発リスクの低下、健康への影響を伝えればいいことになります。

もし、もっとも核となる部分の解決策の実行が難しければ、今すぐに取りかかれる問題を選び出し、そこから手をつけるようにしましょう。小さな部分でも解決されれば、それだけ問題は解決しやすくなるし、勢いがつくので取り組みやすくなるからです。

Point
問題は分解して具体化すると、そのまま解決策になる

23 感情や希望的観測で判断してはダメ！

ある院長から、こんな相談を受けたことがあります。

「内覧会をやってくれる業者がいるんだけど、そこに頼むと200人も300人も人が集まるらしい。今度、リニューアルした後で頼もうと思っているんだけど、どう思う？」

内覧会は、1日で10〜20人くらいしか人が集まらないのが一般的。それなのに、2〜3日で200〜300人もの人を集めるというのは確かにすごいことです。

それが本当なら、頼んでみる価値はあるでしょう。そこで、正しい判断をするために、院長に3つだけ質問をしました。

①200〜300人の人が集まるというのは、どこの情報ですか？
②内覧会はどのような内容で、コストはどれくらいですか？
③院長が内覧会をする目的は何ですか？

①に関しては、友人からの情報だということです。その業者のホームページを閲覧したところ、ホームページ上にも同じ数字が書かれていました。

②については、内容は知らないがコストは100万円を超えるくらいとのこと。
③は、地域の人に医院のことを広く知ってもらうことと、その場で予約をとることでスタートダッシュをしたいといいます。
「実際、内覧会にこられた人で予約を入れたのは何人くらいですか?」

「友人の話だと、20人以上予約が入ったらしいよ。すごいよね」

それだけを確認すると、私は判断するための情報を集めることにしました。その業者を利用した人に話を聞いたり、実際の内覧会も見に行きました。


その結果、私が出した答えは「その業者に頼んで内覧会をやる必要はありません。ただし、お金をドブに捨てたいのなら、どうぞ」というものでした。

この業者は、確かに200〜300人の人を内覧会に呼び込んでいました。この情報に間違いはありませんでした。そして、現場で確認をしたところ、1日で10人くらいが予約を入れていました。2日間開催するとして、予約数も間違いないようです。

しかし、内容について詳しく書くと支障が出るかもしれないので控えますが、同じ内容を普通の広告代理店に外注すれば、半額ほどでできることがわかりました。

そして何より、院長の目的は「歯科医院の存在を知ってもらうこと」と「予約を入れること」です。医院の存在を地域生活者に知ってもらうにはもっと安価な方法があります。

予約に関しても、100万円のコストをかけて20人の予約が入ったとしたら、患者様1人あたりのCPO（コスト・パー・オーダー：顧客1人を手に入れるためにかかったコスト）は5万円にもなります。予約を入れた人のすべてが、インプラント治療を契約するのなら話は別ですが、保険治療を受けたとしたら、このCPOは高すぎます。それで外注する必要なしと判断したのです。

それにしても、内覧会に200〜300人を呼び込めるのはすごいことです。

その部分だけを聞くと、100万円以上のコストをかける価値があると思ってしまいますよね。でも、本当の目的は内覧会に人を集めることではなく、予約の患者様を集めることと、地域の生活者に認知してもらうことです。その目的を果たすのなら、もっと別の方法がいくらでもあるのです。

こんなシンプルなことに気づけないのは、人間が感情や希望的観測で情報を下処理しているからです。ですから「内覧会に200〜300人を呼び込める」というインパクトのある情報を受け取ると、それだけが印象に残り、他のことがおろそかになります。その結果、重大な過ちを犯してしまうところだったのです。

Point　感情・希望的観測で判断をするのは危険！

24 メリット・デメリットシートをつくって正しい判断を

人間は、情報を感情で下処理します。そのため、情報には常に主観が入ってしまいます。それに人間は痛みを極端に嫌がります。この痛みから逃れるためなら、事実を捻じ曲げて認識することも少なくありません。その結果、生まれてくるのが、前述した「認知バイアス」です。

認知バイアスとは、認知心理学や社会心理学の用語。人間は、あることを評価する際、他の存在の意見に影響を受けたり、自分の利益や希望に沿って判断するのです。これでは正しい判断はできません。

適切な判断や決断をするのに欠かせないもの、それは「正しい情報」と「明確な判断軸」の2つです。

事実を歪める認知バイアスが働いていると、正しい情報を手にすることはできません。ですから、まずこの認知バイアスから抜け出す必要があります。方法は簡単。手に入れた情報の裏取りと検証をすればいいのです。

そのために「メリット・デメリットシート」をつくります。これは文字どおり、メリットとデメリットを書き出して表にしたものです。用意するのは1枚の紙だけ。ノートでもコピー用紙でも、紙なら何でもけっこうです〔図表5〕。

そこに、まず選択肢を書き出します。

何かの判断や決断をしなければいけなくなったとき、選択肢は少ないよりも多いほうがいいでしょう。たとえば、A社とB社のどちらと取引をするのかを判断しなければいけないとき、二者択一より「両社とも取引をしない」という3つ目の選択肢があったほうがいいのです。

選択肢が少ないとリスクが高くなります。とくに二択というのは危険で、どちらもベターではない場合があります。できれば、選択肢は3つから5つは用意するようにしてください（あまり選択肢が多すぎてもかえって困りますが……）。

選択肢を3つ以上用意したら、それぞれの選択肢のメリットとデメリットを書き出します。今もっている情報、もしくは思いつくままでいいですから、A社と取引したときのメリットとデメリット、B社と取引したときのメリットとデメリット、どちらとも取引しなかったときのメリットとデメリットを書き出すのです。

こういったメリットとデメリットを書き出して、判断をするやり方はすでに知っている

〔図表5〕　メリット・デメリットシート

取引先の選定にあたって

選択肢	MERIT	評価	DEMERIT	評価
A社				
B社				
取引しない				

人もいるかもしれませんが、この段階のメリット・デメリットシートを使って判断してはダメです。

なぜなら、そこに書き出されている情報は、認知バイアスによって歪められている可能性があるからです。

そこで、ここから3つのチェックをすることで、このメリット・デメリットシートを「正しい情報」にブラッシュアップしていきます。

まず、情報の出所と信憑性を確認します。たとえば、A社の製品のほうが優れているという場合、その情報の出所はもちろん、どのような点が優れているのか、実際に使った人はどんな評価をしているのかなどを確認し、その情報が正しいかどうかを判断します。B社のほうがアフターフォローの面で充実しているというであれば、どのようなフォローがあるのかを具体的に確認します。

二つ目のチェックは、メリットとデメリットが、本当にメリットとデメリットなのかを検証することです。

たとえば、A社のデメリットに「会社が小さいこと」があったとします。確かに、小さな規模よりも大きな規模の会社のほうが信頼できるように感じますが、規模が小さいからこそ小回りが利き、対応が早い場合もあるのです。

B社のメリットのひとつに「製品が多機能」というのがあったとします。しかし、頻繁に使わない機能が多く、その使い方を覚えるためには、スタッフの負担が増えるかもしれません。このように、メリットと思っていたことが、本当はデメリットであったり、デメリットと思っていたことがメリットであったりすることはよくあることです。

検証の結果、メリットがデメリットであることや、デメリットがメリットであることが判明したら、それぞれメリットとデメリットの欄へと書き直します。

三つ目のチェックは、3段階で評価点数をつけることです。

かなり重要だと思うものは3点、重要なものは2点、それほど重要でないものは1点と点数をつけ、メリットとデメリットに書き出した項目の横に赤ペンなどで書き込んでいきます。この際のポイントは、思いつくままの感覚で点数をつけるのではなく、しっかり考えて採点することです。

たとえば、A社の製品のZという機能に強い魅力を感じているとしたら、それは本当にそれほど評価するものなのかを考えるのです。「あばたもえくぼ」ではないですが、先入観で、実際よりも高く評価をしてしまっているということはよくあります。こういった認識の歪みは、間違えた判断や決断を誘発します。

そういったことが起こらないよう、紙に書き出した項目を見ながら、冷静に重要度を考えるようにしてください。頭の中でやると、この作業はなかなかできませんが、紙に書き出すと意外と冷静に再考できるものです。

この3つのチェックを経ることで、メリット・デメリットシートは「正しい情報のシート」になります。このシートさえあれば、認知バイアスに邪魔されることなく、適切な判断や決断ができるようになるのです。

Point

メリット・デメリットシートで正しい情報と判断軸を持つ

25 目的がずれていないか判断軸でチェックしよう

内覧会を外注しようとしていた歯科医院の院長の話を思い出してください。

この院長はもともと、リニューアル後に患者数が増えるようにしたい、と思っていました。そのために、内覧会を開催して地域の人に認知してもらおうと考えたのです。

しかし、同じ開催するのなら、できるだけ多くの人に参加してほしいと思うのは当然のこと。キレイな内装、新しい医療機器が揃い、衛生環境も十分に配慮されている新医院を見てもらえば、来院につながるかもしれないのですから。

そういった考えが、だんだん内覧会に人を集めることにフォーカスすることになり、200～300人もの人を集めることができる業者があると聞いて、小躍りをして喜んだのです。これで増患は間違いないと……。

しかし、冷静に考えればわかることですが、内覧会に参加したからといって、その人が患者様になるわけではありません。とくに、何らかの特典（プレゼント）をつけて人を集めたとしたら、その特典がほしいだけの人も集まるわけですから、ますます患者様になる可能性は低くなります。しかし、いつの間にか内覧会に人を集めることが目的になってしまっていたので、そんな当然の理屈がわからなくなってしまっていたのです。そして、100万円もの大枚をはたいて内覧会を注文しようとしていたわけです。

このように、考えているうちに目的がずれてしまい、本来求めていたものとは異なる判断や決断をしてしまうことは珍しいことではありません。

そうならないためには、何が重要なのかという判断軸を明確にしておくことです。判断軸は船でいえば碇のようなもの。しっかりとした碇さえ下ろしておけば、どんな大波がきたとしても、船が波にさらわれることはありません。それと同じように、判断軸さえしっかりしておけば、思考が情報の波にさらわれて遭難してしまうこともなくなります。

判断軸を具体的なレベルまで落とし込んだものが「判断軸シート」です。

「判断軸」の項目のところに、判断軸となるものを記入します。そして「具体化」のところには、それをもっと具体化したものを書き出します。

たとえば、A社とB社のどちらと取引をするのか、それともどちらとも取引をしないのかを判断しなければいけないとき、取引先を選ぶ判断軸のひとつが「購入後のフォロー」だったとします。

十分なフォローというのは、少し抽象的で明確ではありません。そこで十分なフォローだと自分が考える条件、たとえば使い方をしっかりレクチャーしてもらえる、電話をすれ

〔図表６〕　判断軸シート

判断軸	具体化	重要度	選択肢Ａ	選択肢Ｂ	選択肢Ｃ

ば1時間以内に対応してもらえる、定期的にメンテナンスに来てもらえるなどを、具体化のところに書き出すのです。

こうして判断軸を具体化したら、それぞれの「重要度」を「高」「中」「低」の3段階で書き込みます。

ここまで記入すると判断軸とその重要度が明確になります。つまり、具体的に何を重要視して判断すればいいのかがハッキリします。

後は、メリットデメリットシートを取り出し、選択肢A～Cに関係するメリットやデメリットを書き移します。そして、重要度が高いものに当てはまるメリットが多く持ったものを判断すればいいのです。

判断で重要なのは、「正しい情報」と「具体的な判断軸」の2つ。

これがあれば、ほとんどの場合、適切な判断や決断をすることができます。ですから、メリットデメリットシートと判断軸シートを書き出すことで、感情や認知バイアスに惑わされることなく、よりよい判断や決断ができるようになるのです。

Point

判断軸シートで目的がブレないようにチェックする

第4章

歯科医院の収益を伸ばす仕掛けづくり

26 〝青い鳥〟はあなたの身近にいる！

この章の目的は、収益を伸ばすための具体的なノウハウを知っていただくことです。

ここまで読みすすんできて、あなたは歯科界にはびこる常識から解き放たれ、経営を発展させるための思考プロセスを知ったはずです。より良い経営をするために重要な要素は、すでにあなたのものになっています。後は、収益を伸ばすための具体的な方法を知り、きちんと実行さえすれば、収益を伸ばすことができるでしょう。

しかし本題に入る前に、ひとつだけお話をしておかなければいけないことがあります。

それは「収益を伸ばすのは難しいことではない！」ということです。


「そんなに簡単に収益が伸びるはずがない」

「簡単だったら、こんなに悩まないよ」

「現場を知らない人ほど簡単にいうんだよね」

——そんなふうに思ったのではないでしょうか。

もしかしたら「新手の売込みか！」と考えたかもしれません。世の中には、そういったフレーズでセミナーやシステムの営業をしてくる会社が多いのですから、そのように考えても仕方がないことです。

しかし、誤解を恐れずに言い切ると、やはり収益を伸ばすのは難しいことではありません。しかもそのために、高度なマーケティングの知識なども必要ないのです。

もし、そういったものが必要だといっているコンサルタントがいたら、「ＮＯ」を突きつけるべきです。彼らは、セミナーで物珍しい理論や理屈を披露することで、法外な参加費をあなたから徴収したいだけなのですから。

メーテルリンクの代表的な夢幻劇の『青い鳥』は、ほとんどの人が知っていると思います。２人の兄弟が幸せの青い鳥を求めて旅に出るあの話です。チルチルとミチルは「思い出の国」「夜の宮殿」「未来の王国」などを探し回りますが、どこでも青い鳥を見つけることはできませんでした。

疲れ果てて自分たちの家に帰ってきたとき、そこで青い鳥を見つけます。それは、なんと家で飼っていたキジバトが青い鳥（幸福）だったというお話です。

この物語は、とても重要な教訓を私たちに教えてくれています。

それは「本当に大切なものは遠くにあるのでも、特別なものでもなく、身近で当たり前なことの中にある」ということです。

歯科医院に限らず、多くの経営者は収益を伸ばす「特別な秘策」があり、それさえ知ることができれば、収益を伸ばすことができると信じています。それにシンプルなものよりも、複雑で難解なもののほうが価値があると思っています。

ですから、複雑で小難しい「特別な秘策」をさがし求めて、書籍や情報商材を購入したり、せっせとセミナーに足を運んだり、コンサルタントに高い顧問料を支払って指導してもらっているのです。

青い鳥と同じで本当の秘訣は、そんな特別なものの中にはありはしません。

「凡事徹底」――特別なことでなく、ごく平凡な当たり前のことに徹底し、継続して実行していくことが重要だという意味の言葉です。

株式会社イエローハットの相談役だった鍵山秀三郎氏は、同名の著書の中で、当たり前のことを人には真似できないほど一生懸命やることこそが真の凡事徹底であり、そこにこそ成功の秘訣があると説いています。

改めて考えてみましょう……。私たちは、ついつい収益を伸ばしている歯科医院を見ると、そこが行っている特別なこと（派手で目立つもの）にばかり注目してしまいます。

でも本当の秘訣は、一見当たり前に見えるものの中にこそ隠されているのです。ボクシングの世界には「左を制するものが世界を制する」という言葉がありますが、基本の左ジャブを本当に自分のものにしてこそ、必殺パンチを決めることができるのです。

それと同じで、収益を伸ばしているところが特別なことをしていたとしても、それを実行しているから結果が出ているのではなく、当然のことを愚直にやっているからこそ、そういった特別なことが効果を発揮しているのです。

これから私がお話しする内容は、この10年、いくつもの歯科医院にアドバイスをしてきた中で、確実に結果を出している、いわゆる「鉄板もの」です。ですから、あなたの歯科医院にもきっと収益をもたらしてくれるはずです。

きわめて基本的なものが中心になるので、勉強熱心な人ならすでに知っている内容が含まれているかもしれません。しかし、知っているというのと、実行できているというのはまったく別の話です。

正直、私がアドバイスをした方の中にも「それは知っている」「他でもやっているところがあるよね」と、実践しなかった歯科医院もありました。当然、結果が出るはずはありません。

時間とコストをかけてアドバイスを受け、実行しないなんて、私にはまったく理解できないことですが、彼らは目新しい方法を知りたいだけだったのでしょう。

「時間がない……」「スタッフが賛同しないかも……」「これ以上、スタッフの仕事を増やすのは難しい……」など、できない理由をもっともらしく説明する先生もいます。しかし、本当に説得しなければいけないのは私ではなく、協力してくれるスタッフです。

もしあなたが、収益を伸ばすには特別なことをしないといけないと思っていたなら、その考えをキレイさっぱり捨て去ってください。そして、これからお話をする当たり前のことを、しっかりと実行していくことを決意してください。

必ず結果は出ます。なぜなら、当たり前のことなので、やる気にさえなれば、どこの歯科医院でも実行することが可能だから。そして、競合医院は「特別な秘策」にばかり目を奪われ、当然のことをおざなりにしているからです。

そういった競合医院に勝つことは、私の経験でいえば赤子の手をひねるより簡単なことなのです（もちろん、多少の時間はかかりますが……）。

Point 凡事徹底こそ、青い鳥を見つけ出す秘訣！

27 歯科医院で収益を伸ばす成功モデルとは……

どんな業種でも「集客」「成約」「顧客化」「口コミ」の４つができれば、収益を伸ばすことができます。もちろん歯科医院も例外ではありません。

他の企業や商店と異なる点があるとしたら、集客の仕方です。

集客の方法としては「広告」と「口コミ」がありますが、一般的に企業や商店で一番多く使われているのは広告を使っての集客です。

広告を使っての集客には高いコストがかかります。実際、集客・成約・顧客化・口コミの中で、もっともコストがかかるのは集客時の広告費で、それは普通、全体のコストのほとんどを占めています。

ところが、ほとんどの企業や商店が広告から手を引けません。なぜなら、口コミでの集客が非常に難しいからです。

時々、マスコミなどで「口コミで大人気」といったフレーズで、お店や商品が紹介されることがありますが、飲食店など一部の例外業種を除いては、口コミはそんなに簡単に起こりません。

あなた自身の生活を振り返っても、過去1ヵ月の間に、知人や友人に何の口コミもしていないのではないでしょうか。もし、口コミをしたという人でも、1つか2つのお店や商品について、それぞれ1回程度伝えたにすぎないことと思います。それほど口コミは起こりづらいものなのです。

それに、口コミをするかどうかは、買い手が決定権を持っているという点にも問題があります。つまり口コミが起こるかどうかは、売り手は基本的にコントロールすることができないということです。そんな不確定なものに、収益の基礎となる集客を依存するなんて、これ以上リスキーなことはないのです。

このように口コミは起こりづらく、しかも不確定なもの。そのため、多くの会社はコストがかかっても広告を使って集客するしかないのです。


以上のような理由から、一般的な企業や商店が収益を生み出すモデルは、〔図表7モデル①〕のようなものになります。しかし、これではコストがかかりすぎるので、賢い経営者たちは、そこから段階を経て、〔図表7モデル②〕のように顧客の満足度を高め、口コミで集客ができるようにすることを目指します。このモデルができれば、同じ売上でも利益を多くすることができるからです。

〔図表７〕　収益を生み出すモデル

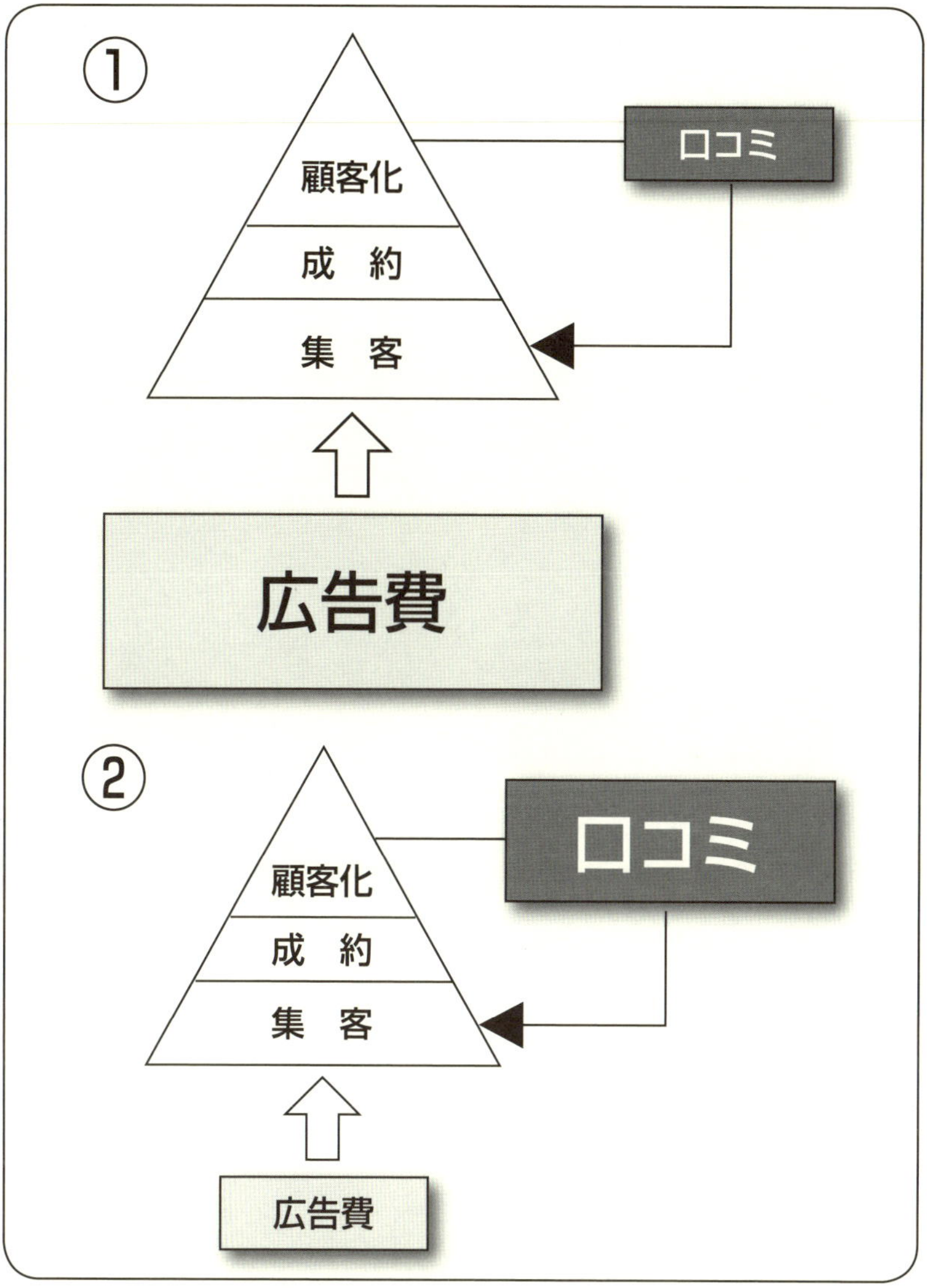

ところが歯科医院は皆さんご存知のように、医療広告ガイドラインによって広告が規制されているので、モデル①のような形からスタートするのは難しく（不可能ではないですが……）、最初から、口コミが集客のメインとなるモデル②の形を実現していくしかありません。

さてここで、ひとつの疑問が出てきたのではないでしょうか。「人は積極的に口コミをしないのに、最初からそのモデルを実現するのは難しいのでは？」というものです。

確かに先ほどお話したように、口コミというものは起こりづらいもの。

ただし、それは、自然発生的な口コミについてです。放置したままだとしたら、口コミはほとんど起こらないでしょう。しかし、口コミを起こす仕掛けをし、人工的に起こるようにすれば口コミを広げることは可能です。

そのためには、準備を含めて多少の時間がかかります。早くて3ヵ月、基本的には半年くらいの時間が必要になるのが一般的です。

このことは歯科医院が他の業種のように、一気に利用者数を増やすのが難しい理由なのですが、医療法で広告が規制されているのですから、これはルールとして受け入れるしかありません。

しかし、きちんと口コミが起こるようにさえしておけば、確実に増患をすることができるのが歯科界です。もちろん、その間の収益を諦めなくてはいけないということではありません。口コミが起こるまでのタイムラグの間に自費率を高めればいいのです。そうすれば収益の確保ができます。

そのためには、自費率を高める仕掛けを持つこと。この仕掛けがあれば、口コミで増患できるようになった頃には、収益をかなり伸ばすことができるようになります。分母が増えるのですから当然のことですね。

つまり、「自費を成約できる仕掛けを持つこと」と、「口コミを起こすための準備をすること」の２つをやっていれば、半年～１年もあれば、口コミをメインにしたしっかり収益のあがる集客モデルを成功させることができるのです（194ページ参照）。

ここまで読んで、そんなに時間がかかるのかと思った人もいるかもしれません。しかし企業でも商店でも、売れる会社やお店というものは一朝一夕にできるものではないのです。確かに短期間で収益を伸ばすノウハウもありますが、それを実行するのは、あまりおすすめできません。なぜなら、そういったノウハウは、劇薬に似ていて一時的には収益を伸ばすことができても、その後、副作用に悩むことになるからです。

昔の人は「商売は牛のよだれ」といいましたが、牛のよだれが切れ目なく長く垂れるように、事業というものも長く、切れ目なく、確実に収益が伸ばせる方法を実行するのが賢い選択なのです。

さて、口コミに関する疑問が解けたと思うので、話を元に戻しましょう。歯科医院で収益を伸ばすには、来院された患者様の多くが自費治療を成約し、その人が医院や先生のファンになり、口コミを広げてくれるというモデルを実現することが重要です。

そのためには、次の4つのことをしっかり実行することです。

①地域での認知度を高める
②患者様をファン化する
③デンタルＩＱを高める
④口コミを起こさせる

この4つができれば、どんな歯科医院でも収益を伸ばすことができるようになります。

そこで、次項以降で、このモデルの要となる「ファン化」と「口コミ」を中心に、それぞれのノウハウを解説していくことにします。

Point 歯科医院の成功モデルをつくる４つの項目を実行しよう

28 どうやって歯科医院の認知度を高めるか

まずは、認知度を高めるポイントから話をしていきましょう。

世の中には「タイミング商品」と呼ばれる商品やサービスがあります。

タイミング商品は、説明を受けると必要性は理解できるものの、それだけでは欲求はあまり高まりません。しかし、緊急性や必要性を強く感じる何らかの出来事が起こると、一気に欲求が高まるという特徴を持ったものです。

生命保険やセキュリティサービス、防災グッズ、墓石や霊園などが、このカテゴリーに含まれます。

たとえば、保険代理業を行っている上場企業の経営者によると、30代、40代の有名人が突然の病気や不慮の事故で亡くなると保険の問い合わせが一気に増えるそうです。知っていた人が亡くなることで、保険の必要性を強く感じる人が増えるのです。

歯科治療もタイミング商品としての性質を持っています。

お口の中が健康な人に、どんなに治療の必要性を説明しても、受診をしていただくことはできません。ところが歯が痛くなったり、入れ歯が壊れたり、歯茎から血が出るなどの緊急性が起こったり、雑誌で歯周病と成人病の関係の記事や報道を見るなどして必要性を感じると欲求が高まるのです。

タイミング商品は、生活者の欲求が高まったタイミングを逃さないことがカギになります。ですから、歯について緊急性や必要性を感じたとき、すぐに思い出してもらうようにしておくことで、来院していただくことができるようになります。

歯科医院の増患で、地域での認知度が重要になる理由はここにあります。

ちなみに、時々「この地域で開業して10年以上になるから、うちの医院のことを知らない人はいない」という先生がいますが、それは間違った認識です。

たとえば、何かを購入しようとしたとき、それを販売している店がなかなか見つからず、探し回ってようやくネットで購入したのに、後から、近所でその商品を取り扱っているお店を見つけたというのは、誰にでもある経験だと思います。

他にも、人と話をしていて「ほら、あそこの商店街にこういう店があるじゃない。そこを曲がった奥にあるマンションがうちなんですよ」といわれ、「そういえば、そういう店があったなぁ……」と思い出した経験だってあるでしょう。

地域で長く開業しているからといって、地域の人がみんな、あなたの医院を知ってくれているわけではないのです。

認知度を高めるには、シンプルに接触頻度を増やすことです。そのためには、地域生活者の目に触れやすいところに看板を出すとか、定期的に広告などでアプローチするのがセオリーです。

看板は効果測定が難しいので、効果がないと考えている人もいるようですが、そうではありません。たとえば、患者様に来院理由のアンケートをとったときに「ホームページを見て」「知人に紹介されて」という回答が多かったとしても、看板を見た後でネットを検索したのかもしれないし、看板で歯科医院の存在を知っていたから、知人に紹介されたときに安心して来院したのかもしれません。

看板は、確かに直接患者様を呼び込む力は弱いかもしれませんが、ゆるやかに地域の生活者に歯科医院の存在やイメージを浸透させ、ホームページや広告、口コミの効果を下支えするベースとなる重要な媒体なのです。

Point
認知度を高めると、イザというとき思い出してもらいやすくなる

29 看板は目につき、印象に残るメッセージを

認知度が高ければ高いほど、地域生活者に思い出してもらいやすくなります。しかし、地域生活者の目のつくところに看板を出してさえいれば、認知度が上がるのかというと、残念ながらそうではありません。

現代人は1日に2000ものマーケティングメッセージを受けているといわれています。マーケティングメッセージとは、平たくいえば広告のことです。

テレビを見たりラジオを聴いたりすればCMが流れ、新聞や雑誌を見れば広告が掲載され、街中を歩けば至るところに看板があり、パソコンを立ち上げればバナー広告がちりばめられている……といった具合に、私たちの生活の至るところに広告はあふれています。

そして、どの広告も「うちの会社はすごいですよ……」「うちの商品は優れていますよ……」と騒ぎ立て、「だからあなたは買うべきだ」と購入を迫ってきます。

その一つひとつをていねいに見るほど、世の中の人は暇ではありません。それどころか脳は混乱を避けるために、これらのマーケティングメッセージをできる限り排除しようと

しています。

たとえば、地域の生活者が利用している駅構内に看板を出している歯科医院は少なくないでしょう。ところがその多くは、医院名、ロゴマーク、診療科目、連絡先、住所、それからワンポイントの写真やイラストが入っているだけのものです。写真やイラストが入っていればまだましで、文字だけの看板というのもよく見かけます。

広告があふれる中で暮らしている人に、こういった看板が印象に残るでしょうか？

答えは「否」です。実際、弊社が行った「毎日通勤で利用している駅に、どんな看板があったかご記憶ですか？」というアンケートでも、ほとんどの人が「記憶にない」か「１つ、２つなら覚えている」に印をつけています。

緊急性や必要性を感じたときに、複数ある競合の中から自院が選ばれるには、脳内検索の上位に入る必要があります。できるだけ早い段階で思い出してもらい、しかも「あそこがいい！」と思ってもらえなければ、本当の意味で認知されているとはいえないのです。

そうなるようにするには、印象に残るような看板にする必要があります。

まずは目を引くようにすること。形や色、デザインやキャッチコピーなどを工夫することで、目に止まるようにすることができます。駅看板は形が決まっていますが、野立て看板なら形を変えることも可能です。

色を選ぶときは、周りの看板との兼ね合いも考えるようにしましょう。たとえば、赤色はとても目立つ色ですが、周りに同色の看板が多ければ埋もれてしまいます（とくに駅構内のように看板が並んでいるところでは注意が必要）。

キャッチコピーで目を引いたり、印象に残すこともできます。ただし、駅看板の場合、鉄道会社によっては医療広告ガイドラインと別に、独自の規制を設けているところもあるので、確認してから決めるようにしてください。

その上で、歯科医院について良い印象を持ってもらえるようにすること。

良い印象とは「この歯科医院で治療を受けてみたい」というイメージを持たせるものです。そのためには、何でもできる歯科医院より、どんな特長や強みを持っているのかをわかりやすく明確に打ち出すことです。味噌、醤油、塩、豚骨とすべての種類がメニューに載っているラーメン屋さんより、塩ラーメン専門店というほうが信頼されるのです。

伝える方法としては、写真やイラストでイメージをふくらませる方法と、言葉で医院の強みや特長を伝える方法があります。自分のターゲットに良い印象を与えるには、どちらのほうがいいのかを考えて選ぶようにしてください。

Point 看板は目に止まり、かつ印象に残るように工夫をする

30 地域生活者に定期的にアプローチする

人間は忘却の生き物。時間と共にさまざまなことを忘れ去ってしまいます。定期的なアプローチをして刺激をしないと、認知度はどんどん低くなってきます。これは歯科医院も同じ。できれば地域生活者に定期的に自院の存在や強みをアプローチすべきなのです。

地域生活者に定期的にアプローチするというと、まず思い浮かぶのは地域のタウン誌やミニコミュニティ誌、それにフリーペーパーに広告を出すことです。

これらの媒体の多くには「美容と健康」のコーナーがあります。そこには、地域の病院や歯科医院、それにエステやネイルサロンなどの広告が連ねて掲出されています。実際、そういったコーナーに広告を出しませんかという、営業を受けている歯科医院も多いことでしょう。

確かにタウン誌は、地域の人が読む媒体なのですから悪くはありません。それに、歯科治療はタイミング商品なので、うまくタイミングが合えば、認知度を高めるだけでなく、そのまま来院していただくこともあり得ます。しかし、たくさん並べられた広告の中から、自院の存在を印象に残すのはかなり難しいものがあります。

しかも多くの人は、広告に対して「読まない」「信用しない」「行動を起こさない」という傾向を持っています。広告の反響を出すには、このハードルを越えなければいけませんが、限られた小さな広告スペースの中で、それをするには高度なノウハウが必要になります。ところが、タウン誌の営業にくる広告代理店の多くは、意外に思われるかもしれませんが、そういったノウハウを持っていません。つまり、こういった媒体を使っての認知度アップや増患は、あまり効果が期待できないということです。

もちろん、ページの半分~1ページくらいの広いスペースに広告を出せば、それだけ目に止まりやすくなるし、情報量も増やせますから効果は期待できます。

それに地域によっては、かなり強い影響力を持ったタウン誌やフリーペーパーが存在するところもあるので、そういった媒体なら結果が出るかもしれません。後は、コストの問題です。広い紙面や影響力の強い媒体は、一般的に掲出料が高い場合が多いのです。

定期的なアプローチは、文字どおり継続しなければ意味がありません。もし、それができるようであれば、半年くらいテストマーケティングから始めてみるようにしましょう。

Point 地域生活者に継続的なアプローチをする方法を考えよう

31 タウン誌やチラシを上手に使うコツ

タウン誌やミニコミュニティ誌、フリーペーパーについて、少しネガティブな話をしましたが、これらの媒体が歯科医院では使えないのかというとそうではありません。

小さなスペースの広告で、しかも競合や他業種と一緒に掲載されるから効果を出すのが難しいのであって、広いスペースを使えば効果は十分に期待できます。

誌面の半分から１ページを使って歯科に関する記事を掲載し、その下に広告を載せるようにするのです。記事の内容は、自院の強みや特長をアピールするのではなく、中立的で読者の参考になるようなお口や健康に関する記事にするのがポイント。

ここで問題になるのは掲出料です。誌面１ページを丸々使うとなると、発行部数にもよりますが、高額になるのが一般的。認知度を上げるには繰り返しアプローチすることが必要なのですが、これでは継続するのが難しくなります。

しかし、記事の内容が読者に喜ばれ、タウン誌の質を上げるものであれば、このコストを抑えることも不可能ではありません。タウン誌などを発行している会社に、多くの人が関心を持っている健康に関する良質な記事を提供することを伝え、その代わりに掲出料を交渉するのです。

そして、もうひとつ。定期的なアプローチをするものとして効果的なのがチラシです。Ａ４サイズの両面であれば、かなりの量の情報を掲載できますので、認知度を高めるだけでなく、直接的に新患を増やすこともできます。

私がよく使うのは、表面に歯科医院からの挨拶、特長や強み、連絡先、住所、地図などを入れて競合と差別化し、裏面は歯科に関する中立的な記事にしたタイプのチラシ。このチラシの優れている点は、自院が増やしたい治療に関する記事を掲載し、それと医院の特長や強みを連動させれば、ピンポイントで集めたい患者層を増やせる点です。

一般的な歯科医院なら、このタイプのチラシを毎月５０００枚ほど配布するだけで確実に増患できます。チラシは両面カラーである必要はありません。両面白黒でもいいし、表面だけカラーで裏面を白黒にしてもよく、そうすることで印刷費を抑えられます。

ポスティングで配布するなら1件5円の配布料がかかるとしても、５０００枚で2万5千円。新聞折込みであれば、コストはもっと安く配布できます。つまり、印刷費も含めて月に3～5万円前後くらいのコストでできるのです。

この話をすると「チラシなんて出せるの⁉」と驚く人が多いのですが、もちろん出すことはできます。確かに医療広告ガイドラインは、広告としてチラシを出すことを禁止していますが、実はガイドラインの範囲内でチラシは出せるのです。

答えは簡単、「求人広告」にするのです。医院の広告としてチラシは出すことはできませんが、求人広告であればＯＫです。

そこで、医院の特長や強みを記載したチラシをつくり、その一部に「歯科衛生士募集」の枠を入れます。これで保健所はなにもいってきません。

これは一例ですが、他にも医療広告ガイドラインの範囲内で広告を出す方法はあります。医療広告ガイドラインは、医療広告に関するルールブックです。スポーツでもルールを把握していれば優位に試合を進めることができるように、医療広告ガイドラインを知っておけば優位に広告戦略を進めることができます。

単純に「広告規制がされている＝広告が出せない」と考えるのではなく、ぜひ一度、医療広告ガイドラインを熟読し、ルールを把握してください。そうすれば出口がいろいろと見えてくるはずです。

Point
医療広告ガイドラインはルール、ルールを自分のものにすれば有利な展開が！

32 歯科医院のブランディングはこうする

地域での広告をしていく際に留意すべきことは「ブランド化」、もしくは「ブランディング」というキーワードです。広告代理店やデザイン事務所は、すぐにこの言葉を持ち出してきます。

たとえば「地域でブランド化をしていきましょう」と、写真を多用したお洒落な広告やカッコいいホームページを提案してきます。それに、広告を出したのに結果が出なかったとき、「ブランド化するには、何度もアプローチする必要がありますから……」と堂々というところもあります。

確かにイメージを何度も訴求していくことで、ブランド化をしていくことができます。それに、ブランディングは時間がかかるものですから、一度や二度のアプローチで「効果が見えない」と判断するのは時期尚早です。

しかし、イメージだけを伝えても短期的な収益は作り出せません。そんな方法を継続し続け、ブランド化することができるのは資金が豊かな大手企業だけです。つまり、この方法は資金が豊かな大手企業のブランディングの手法なのです。

あなたの医院に、有り余るほどの余剰資金があるなら、そういった言葉に納得してもいいでしょう。でも、そうでないとしたら「ＮＯ」を突きつけなければいけません。

イメージを何度も訴求しなくても、もっと効果的で、短期間にブランド化する方法があります。それは、商品やサービスを購入して使っていただくこと。歯科医院なら、実際に治療を受けていただくことです。

単にイメージを訴求するより体感していただいたほうが、歯科医院や治療の良さを理解してもらえるというのは誰もが納得できる理屈でしょう。

ブランド品の代名詞といってもよいルイ・ヴィトン。

このルイ・ヴィトンも、イメージを伝えることでブランド化したわけではありません。最初は販売に力を入れ、実際に利用していただいた人を増やすことで、「デザインも品質も良い商品」というイメージを訴求していったのです。現在ブランド化しているほとんどの会社や商品は、このように利用者を増やすことでブランド化されたものです。

たとえば、最近ではすっかりブランドイメージの定着したサムスンだって、10年前はほとんどの日本人が「安かろう、悪かろう」というイメージを持っていたはず。ところが、今では「信頼できる品質」と思っている人が多くなっています。その間、テレビや雑誌で、ヘビーローテーションのように、サムスンのイメージ広告を見たでしょうか？

そして、そういった広告を見ることで、あなたの印象が変わったのでしょうか？

サムスンもまた、実際の利用者を増やすことでブランド化したのです。

利用者がある一定数以上増えれば、イメージを浸透していくことでブランド化は加速していきます。しかし、最初からイメージを訴求することでブランド化するのは、かなり困難です。

ですから、ブランド化やブランディングというキーワードを使って提案をしてくる広告代理店などには気をつけなければいけないのです。彼らの多くは、すぐの反響を出せない言い訳に、そのキーワードをつかっているにすぎないのです。もし、彼らが本当にブランディングというものを理解しているなら、迷いなく短期間で増患する方法をチョイスするはずです。

ブランド化を提案されたときは、どのようにしてブランディングをしていく戦略なのかをしっかり確認するようにしないと、ムダなコストを支払わされることになります。

Point

増患するのが一番のブランディング！

33 患者様をファンにする2つの取り組み

患者様をファン化することで、歯科治療の必要性が起こったときに自院を選んでいただけるようになるだけでなく、自費の成約率が高まり、定期メインテナンスが増え、口コミが広がるようになります。

多くの先生は、患者様を医院のファンにするには、何度も来院していただき、医院やスタッフのことをよく知ってもらうことが必要だと考えているようですが、実はそうではありません。人には、ファン化しやすいタイミングというものがあり、それを逃さなければ短期間でファン化することができるのです。

そのタイミングとは、初めての来院から1～2週間の間。

人に対する印象のほとんどが初対面で決まるというのは、誰でも知っていることです。心理学でフレーミングというのですが、最初に受けた印象は先入観や主観という枠（フレーム）になり、その後も人はその枠を通して見続けるようになります。ですから、最初の段階でどのようなイメージを持たれるのかで、印象が決まってしまうのです。

逆にいいますと、一度、フレームを与えられると、なかなかそれ以外の視点で見ることができなくなるのです。たとえば、最初に「良い人」という印象を与えられると、その後、多少の粗相があったとしても、その印象が変わることはありません。

初診来院から1～2週間以内に、医院のファンになるようにフレームをつけることで、一気に医院のファンにすることができます。そのために、私が歯科医院で実行しているのが「インフォームドコンセント」と「患者様感動プログラム」の2つです。

インフォームドコンセントとは「正しい情報を伝えた上の合意」を意味する概念ですが、医療機関なら当然に行うべきことなので、改めてこの概念について詳しい説明をする必要はないでしょう。

近年、カウンセリングを導入する歯科医院が増えています。本来、カウンセリングとは「依頼者の抱える問題・悩みなどに対し、専門的な知識や技術を用いて行われる相談援助のこと」であるはずなのに、自費治療を決めるための営業トークの時間になっているところが多いようです。

後で詳しく述べますが、こういった営業型カウンセリングは、スタッフにも患者様にもストレスになる場合が多く、純粋にインフォームドコンセントを行うほうが、導入しやすいし、良い結果が早く出ます。

患者様感動プログラムとは、初めての来院から1～2週間以内に、郵送物を使ってフォローをしていくプログラムです。

こういったフォローは、ほとんどの歯科医院で行われていませんが、患者様のＫＢＦ（キーバイファクター：購入決定要因）を刺激するように、医院の特長や強み、それから人間性を伝えていくことで、短期間に医院のファンにすることができます。それに、デンタルＩＱを高め、自費率も高くできます。

これについても、後で詳しく説明しますが、これまで院長やスタッフの個々人に任せていた患者様との関係づくりをシステム化することで、誰でも患者様をファンにすることができる優れたプログラムになります。このプログラムを持つと、たとえば患者様の受けがよかった勤務医やスタッフが抜けたとしても、患者様の流出はなくなるのです。

ここまでの説明を聞いて、難しいことのように感じた方がいるかもしれませんが、実際に実行することはいたってシンプル。次項から詳しく説明していきますので、ワクワクしながら読み進んでください。

Point

インフォームドコンセントと患者様感動プログラムで患者様をファンにしよう

34 歯科医院のＫＢＦ（購入決定要因）は「医療技術」と「人柄」

インフォームドコンセントと患者様感動プログラムについて詳しくお話をする前に、患者様のＫＢＦ（キーバイファクター：購入決定要因）について少し説明をしておくことにしましょう。

ＫＢＦとは購入決定要因、つまり、数多くある歯科医院の中から、患者様が治療を受ける歯科医院を選ぶ際に重要視する点です。歯科医院の場合、患者様をファンにできるかどうかで、まったく収益は変わってくるのですから、キー・ファン・ファクター（ＫＦＣ）と考えてもいいでしょう。

良い医療を提供するだけでは、必ずしも患者様に選ばれるとは限りません。

患者様が、医療に求めているもっとも大きな要因は「医療技術」と「人柄」です。他にも「衛生環境」「設備」「自費の治療費」「立地」「雰囲気」「キッズルームの有無」などもあるでしょうが、そういった要因は枝葉的なものにすぎません。

たとえば、衛生環境は整っていて当然だと思っているし、医療機器の違いについては正直わかりません。それに、自費の治療費や立地は、治療の質の違いを理解していただければ克服できることだからです。

医療技術は、医療機関として核となる部分。それがないと、その商品やサービスが成り立たないという本質のもので、車でいえばエンジンにあたる部分です。

核となる部分のクオリティが高いのは至極当然の話です。逆にいうと、この部分のクオリティが低ければ、基本的にビジネスは成立しません。世の中には一部例外として、悪いけど安いからということで購入されるような商品もありますが、医療機関ではこれはあり得ないのです。

人柄は、一般的な商品でいえば形状やデザインに当たるものです。つまり、本質ではないが、その次に重要なものです。

実際、商品なら、同じ機能や性能であれば、デザインの良いほうが確実に売れるし、場合によっては、機能や性能が多少劣っていたとしても、優れたデザインのほうが売れることがあるくらい、多くの人が重要視している要素です。

自分の大切な健康を任せるのに、また、ずっと長く付き合っていくときに、患者様は安心を求めます。その安心を感じさせるのが人柄です。この人柄には、医療人としての哲学やこだわり、対応やホスピタリティといったプロフェッショナル（仕事人）としての人柄と、社会の一部として生きている生の人間（一個人）としての人柄が含まれています。

重要な部分なので繰り返させていただきますが、人柄は医療機関の核となる部分ではありません。しかし、医療の基礎知識がない患者様にとっては、核である医療技術よりも重要視することが多い要素なのです。

これは、自分に当てはめて考えると簡単に理解できるでしょう。

外科手術を受けるのなら、手術の腕前は高く評価されているものの、人格に問題のある外科医より、親身になって接してくれ、一緒に考えてくれる外科医の治療を受けたいと思うものです。

インフォームドコンセントと患者様感動プログラムでは、自院の強みや特長、歯科治療に関する情報を伝えると同時に、院長やスタッフの人柄を伝えていくようにします。そうすることで、患者様に「あなたの歯科医院で治療を受けたい」「あなたの歯科医院に通い続けたい」と思っていただくことができるようになるのです。

Point 歯科医院の決定打は「医療技術」と「人柄」にある

35 カウンセリングよりインフォームドコンセントを

インフォームドコンセントとは「正しい情報を伝えられた上での合意」を意味するものです。本来は、あらゆる法的契約をするときに必須とされるものですが、日本では主に医療機関で使用されることが多くなっています。

このインフォームドコンセントの「合意」には、肯定も含まれれば、否定も含まれています。つまり、正しい情報を伝えることで、患者様が判断できるようにし、その結果、その治療を行うかどうかを両者で合意するのがインフォームドコンセントなのです。

近年、カウンセリングを取り入れている歯科医院が増えてきました。専用のカウンセリングルームを設けているという医院も多くなっています。本来、カウンセリングとは「依頼者の抱える問題・悩みなどに対し、専門的な知識や技術を用いて行われる相談援助のこと」という意味です。

私が、カウンセリングよりもインフォームドコンセントをおすすめしているのには理由があります。

ひとつは、正確な情報を伝えるインフォームドコンセントは、医療従事者なら誰にでもできますが、相談援助をするカウンセリングには高い専門的スキルが必要になるということ。悩んでいる患者様を、その人にとってベターな答えに導くには、歯科の専門知識だけでなく、カウンセラーとしての専門知識と技術が必要なので、歯科医やスタッフには実行しにくいという理由です。

「そんなに専門的でなくても……」と思われる人がいるかもしれませんが、患者様の将来を決定する相談援助を行うのに、専門知識や技術を習得することなく、数日研修に参加しただけでもらった認定書を掲げ、堂々とカウンセリングを行っていいのでしょうか?

これは医療人としての道義的な問題だと思います。

それに、そういった簡単な研修で身につけられる知識や技術は限られているので、どうしても自費治療を売り込むような形のカウンセリングになりやすいのです。こういった売込み型のカウンセリングは、それを行うスタッフにも、そして受け手である患者様にとっても、ストレスを強いるものになります。

そもそも歯科医院のスタッフは、何かを売り込むことに対して、非常に大きな抵抗感を持っている人が多いものです。一般企業の営業も、そういう感覚は持っていますが、それとは比べものにならないくらい大きな抵抗感を持っています。

コンサルタントの中には「カウンセリングは断られてからが勝負」などといっている方もいらっしゃるようですが、断りをひっくり返すのは、営業を本職にしている人でもなかなかできることではありません。それには、相当図太い神経と根性が必要になるからです。売り込むことに抵抗感を持っている歯科医院のスタッフに、同じことを強いるのは酷というものでしょう。

患者様としても、医療機関にすすめられたものは、一般的な商品を販売員や営業にすすめられるよりも断りにくい気持ちになります。それだけに、売込み型のカウンセリングを受けるとストレスになるのです。

以上のような理由から、私はカウンセリングよりも、インフォームドコンセントをおすすめしています。

インフォームドコンセントは、歯科医療の知識があれば取り組むことができ、スタッフにも患者様にもストレスがなく、そして正しく行えば、患者様にベターな判断をしてもらうことができます。つまり、自費を選んでいただけるようになるのです。

Point　売り込むカウンセリングよりも、合意するインフォームドコンセントを！

36 インフォームドコンセントは医療機関の義務

以前、ある歯科医院でむし歯の治療を受けたときのことです。

ユニットの上に横になった状態の私に、院長は「詰め物は、保険のものにしますか。それとも自費のものにしますか」とたずねてきました。

思わず「それだけの情報で判断しなければいけないのですか?」と聞くと、奥から4センチくらいの小さな透明のプラスチックケースを持ってきて、その中身を指差しながら「こちらが保険の詰め物、こちらが自費の詰め物です」と教えてくれました。のぞき込むと、容器の中には銀色と白い詰め物が入っていました。

「もっと詳しく違いとかがわかる資料などはないのでしょうか?」という問いかけに、院長は準備していないと答えました。

この歯科医院は極端かもしれませんが、治療の違いや予後について、詳しく説明をしてくれない歯科医院はまだまだ多いようです。実際、私がアドバイスをしている歯科医院でも、インフォームドコンセントを行うだけで「こんなにていねいに説明してくれたのは始めて！」と感動されたことは少なくありません。

おそらくインフォームドコンセントを行わない歯科医は、自分が何かを購入するときにも、詳しい説明を求めることがないのでしょう。たとえば、医療機器を購入するときでも、「先生、新型が出ましたよ」と聞いただけで、「じゃぁ、それ買うから持ってきてよ」と答えているのだと思います。

もし、そうでないとしたら、それは医療人という以前に、人間として問題があるといえます。「自分がされて嫌なことは、他人にしてはダメ」というのは、幼稚園児でも知っていることだからです。

話はちょっと飛びます。世の中にはいくつもの成功哲学がありますが、そのすべてに共通して説かれていることがあります。それは「自分がしてほしいことを人様にしてあげる」ということです。

これはすべての成功哲学に共通しているので、「成功のゴールデンルール」と呼ばれています。ルールなのですから、ここから外れての成功はあり得ません。つまり、自分が外科手術をするときに詳しい説明を求めるのに、自院の患者様には説明をしていないというような人は、成功できないということです。

すべての国民は、健康で安全かつ快適な生活を営む権利を有しています。そのため、患者様は自分が適切だと判断した医院で、自分にとってベターな治療を受け、安心して予後を過ごす権限を持っています。

この権限を守るために行われるのがインフォームドコンセントであり、それを行うことは、患者様をファン化する以前に医療機関としての義務なのです。

義務は背負わされる重荷ではありません。自由と責任はよくコインの裏表にたとえられますが、義務と権利も同じようなものです。義務を果たしていくことで、あなたは収益を伸ばすという権利を手に入れることができるのです。

なぜなら、自分の権限を守ってくれる歯科医院を、患者様は守ろうとするし、好きになってくれるからです。

インフォームドコンセントという医療機関として当然のことを行うだけで、患者満足度は高まり、信頼関係が築かれ、歯科医院のファンを増やすことができるのです。

Point
医療人は義務を果たせば、収益を伸ばす権利が手に入る

37 初診来院時のインフォームドコンセント

患者様をファン化するインフォームドコンセントとしては「①医院」「②現状」「③治療」「④予後」の４つの項目についての情報を、初診来院時から、段階を追って伝えるようにします。

始めて歯科医院を訪れた患者様は、お口の健康を失ったことに加え、歯科医院のことを知らないので、その心の中は不安でいっぱいです。「よい治療をしてくれるんだろうか、先生は親切なのだろうか」など、さまざまな考えがめぐっています。

ですから、患者様の不安を和らげ、短期間で信頼関係を構築するために、初診来院時のインフォームドコンセントでは、「話をしっかり聞く」ことと「不安を解消するための情報を伝える」ことの２つを実行します。

話を聞くに関しては、問診表に沿って質問していけばいいので、ここでは情報を伝える部分について詳しくお話をしていくことにします。

この段階で伝えるのは「理念（ポリシー）」「強みや特長」「治療方針」「注意事項」の４

つです。理念と治療方針については、もうすでにお持ちになっているのでわかると思います。強みや特長は、たとえば予防歯科やインプラント治療に強いといった専門分野に関することや、マイクロスコープを使い2次むし歯リスクの低い治療をしている、といった設備のこだわり。さらに、より安心して治療を受けられるように、最新の設備やシステムを導入しているといった取り組みについてなどです。できれば、それらの特長や強みが、既存患者様や業界からどのように評価されているのかも入れると信憑度が上がります。

注意事項は、予約を厳守していただくことや、治療期間中に異常があった場合の連絡方法などについてお伝えすることです。この注意事項については印刷した用紙を準備し、それを手渡すようにしましょう。この段階で、無断キャンセルや中断することのリスクをきちんと伝えておくことも大事です。

これらの説明をきちんとすることで、歯科医院に対する不安を解消することができます。これらの内容を紙芝居形式にまとめれば、スタッフの誰もがインフォームドコンセントを行うことができるようになります。紙でつくってファイルブックに入れて説明してもいいでしょうし、ＰＤＦファイルにして、パソコンやiPadなどを使って説明してもいいでしょう。

さらに、初診来院時に患者様に伝えておきたいことがあります。それは、院長をティーアップする情報です（ティーアップとは、その人を単に紹介するのではなく、相手に興味・関心をもたせるように紹介すること）。

院長をティーアップすると聞くと、医療人としてどれほど優れた人間なのかという実績などをアピールすることとイメージしてしまいがちですが、ここで行うのはそういったものではありません。先ほどの４つの情報（理念、強みや特長、治療方針、注意事項）は、医療機関の核に関する情報。これに加え、患者様が医療機関に求めている人柄に関する情報を伝えるのです。

私がよくやっていただくのは、院長の自己紹介のレポートをつくることです。

院長が、どのような想いで開業し、どんな医療を提供することを目指し、患者様にどうなってほしいと思っているのか。そして、一人の人間として、どんな趣味や関心事を持っていたり、家族や友人とどんな関係を築いているのかというものをまとめたものです。

レポートといっても堅苦しく考える必要はありません。話し口調で、読みやすい文章にし、ところどころにイラストを入れたものをワードでつくります。視覚的なイメージとしては「学級便り」のようなもので十分です（イラストはオリジナルのものをつくる必要はなく、インターネット上にある無料素材を使うのもいいでしょう）。

Ａ４用紙３～５枚程度にまとめ、院長の簡単なプロフィールを説明した後に、先ほどの

〔図表8〕　ザイアンスの法則

1. 人間は知らない人には攻撃的、冷淡な対応をする
2. 人間は会えば会うほど好意を持つようになる
3. 人間は相手の人間的な側面を知ったとき、より強く好意を持つようになる

注意事項に関する用紙と一緒に手渡すのです。

「そんなもの読まれるの？」と思われるかもしれませんが、高い確率で読まれます。とくに女性は、年齢に関係なくほぼ確実に読んでくださいます。そして、こういったレポートで院長などの人間性を伝えると、安心感を持ってもらえるだけでなく、医院に対して強い親近感を持たせることができます。

これは心理学でも証明されています。有名な「ザイアンスの法則（単純接触効果）」です。

米国の心理学者ロバート・ザイアンスは、多くの実験結果から、人間が他の存在に対して、どのようになったときに、好感度や好印象が高まるのかについての報告を1968年にまとめました。この報告の骨子となっているのが、〔図表8〕の3点です。

注目していただきたいのは、ザイアンスの法則の第三番目です。「人間は相手の人間的な側面を知ったとき、より強く好意を持つようになる」とあります。

たとえば、普段は厳しくて近寄りがたい上司がいたとしま

しょう。その人が猫好きだというのを知ったとしたら、どうでしょうか？　ほとんどの人が好感を持つことでしょう。

一人の人間として、どんな想いをもって仕事をしているのか、そして私生活ではどんな人間なのかという人間的側面を伝えることで、患者様の心を一気につかむことができます。ちなみに「ザイアンスの法則」は、患者様と良い関係を構築するさまざまな場面で使えるものなので、ぜひ、記憶しておいてください。

なお、院長の自己紹介レポートをつくりましょうと提案したときに、時々質問されるものとして、「誰が担当医になるのかわからないのに、院長の自己紹介でいいのでしょうか？」ということです。

勤務医がいる場合など、疑問に思って当然です。

こうした場合も、院長の自己紹介でまったく問題ありません。企業経営者の話を聞いたり、その人の書籍を読んだりして、「良い企業だなぁ」というイメージを持った経験は誰にでもあることでしょう。これと同じです。院長の想いや人間性は、すなわち医院そのものとして認識されるからです。

レポートはあまり固く考えないで、気楽な気持ちでつくるようにしてください。これはレポートだけでなく、すべてのツールに共通していえることですが、「せっかくつくるのなら、完成度が高いものにしなければ……」と思い込んでいる人は意外に多いものです。

しかし、こういった思い込みがあると、思い悩んだ挙句、結局完成させることができずに終わってしまう結果になるのがオチです。

それに、最初からデザイン会社などに頼むのもご法度。なぜなら、こういった場合も最初から完成度が高いものを目指してしまうので、何度も打合せをして、修正を繰り返すことになるからです。そうやっているうちに、どんどんムダな時間が過ぎ去っていくことになりかねません。

レポートをつくる際は、試作品をつくるくらいの軽い気持ちで、ワードを使って自分でつくるようにしてください。文章はそのまま打てばいいですし、イラストはドラッグアンドドロップで簡単にはめ込めますから、簡単につくることができます。

それを患者様にお渡しして、その反応を見ながら、部分的な修正を加えていくようにします。たとえば、患者様と話をしていて、質問されることや話題に上がるのは、患者様が共感した部分なのですから、その部分をふくらませていきます。そのほうがデザイン会社と1万回打合せをしてつくるよりも、患者様に魅力を感じてもらえるものになります。

Point

初診時には、医院と院長の人柄に関する情報を伝えること

38 現状説明のインフォームドコンセント

検査が終わり、資料取りができたら、患者様にお口の中の状況を説明します。これが「状況」のインフォームドコンセントです。これは、ほとんどの歯科医院が行っていることだと思いますので、あまり詳しく説明する必要はないかもしれません。

気をつけることといえば、主訴に関する情報だけでなく、今後治療が必要になる可能性がある点についても、情報を提供するという点くらいでしょう。

「一度に説明をすると、患者様に嫌がられるのでは？」と心配をする先生もいます。

確かに詰め物が取れて来院したのに、これを機会にあれもこれも治しましょうといわれれば、患者様がストレスを感じるでしょうし、もしそのすべてについて自費を強いられれば嫌がるに違いありません。

しかし、お口の中の状況について、将来のリスクも含めて正しく伝えられることを嫌がる人は誰もいません。主訴以外にも治療の必要性がある点について説明し、それを今回の治療で一度に治す必要がないことさえ伝えておけば、患者様は安心してくれます。

逆に、きちんと説明をしておかないと、もし、翌月に別の部分の症状が出てきた場合などに信用を失うことになります。

その説明を聞いて、患者様がこれを機会にすべて治したいと希望すれば、治療に取りかかればいいし、初回は主訴に関してだけ治療したいと希望すれば、治療終了後に定期メインテナンスを受けていただき、必要なタイミングで治療を行えばいいのです。

インフォームドコンセントは、正しい情報を伝えた上での合意なので、最終的な判断は患者様にしていただくことです。


ちなみに私は、初回ですべての治療を希望しない方には、後で長期間の治療計画をお渡しするようにしてもらっています。たとえば初回、主訴の治療を行い、半年後に別の部分を、その半年後にまた別の部分を治療するというように、1年から3年くらいをかけてお口の中を理想の状態にする目安となる計画をタイムライン形式で見やすくまとめ、患者様にお渡しするのです（これもワードで簡単につくることができます）。

もちろん治療と治療の間の期間は、定期的なメインテナンスを計画に入れておきます。こうすることで患者様がストレスを感じることもないし、責任を持って治療をしてくれる医院というイメージが定着します。その上、医院としては固定の患者様が増えるので収益が安定するのです。

お口の中の状況と、将来のリスクに関するインフォームドコンセントを行ったら、患者様が帰る際に、将来のリスクを軽減するために、自宅でできるホームケアや注意点に関する資料を渡すようにすると、医院の好感度をさらに高めることができます。

この資料は、自院専用のものをつくらなくても、雑誌の記事や研修などの資料から、必要な部分をコピーしたもので十分です。もう少し手間をかけられるなら、記事や資料の必要な部分を切り取り、台紙に貼り付けて、要所に注意事項やコメントを書き込むのもいいでしょう。これでオリジナルの資料になります。後は、これをコピーして使います。

オリジナルの資料というと、見た目のカッコいいものをつくろうとしてしまう人がいますが、こういった手づくり感のある資料のほうが人間性を感じてもらえるので、患者様との心理距離も近くなります（それに製作コストもかかりません）。

こういった資料を封筒に入れ、その中に小さなメモでいいのでひと言コメントを同封しておくと、さらに患者様に魅力を感じてもらえるようになります。

この段階で担当医が決まっていれば、Ａ４サイズ１枚くらいの紹介用紙をつくっておき、担当医をティーアップします。担当医のティーアップは、歯科医師としてのプロフィールだけでなく、簡単でいいので趣味や家族構成などを伝えておくと好感度が高まります。

Point

現状と未来へのリスクを、しっかり伝えること

39 治療のインフォームドコンセントはすべての患者様に！

主訴の治療に入る前後に、治療に関するインフォームドコンセントを行います。

このインフォームドコンセントをきちんと行うことで、自費率は確実に高まります。

私の友人には、歯科医院で自費治療や定期メインテナンスを受けている人が多くいます。理由は簡単。私が彼らに保険と自費治療の違いや、定期メインテナンスについて話をしているからです。

簡単に自費と保険治療の違いや、歯周病と成人病の関係性について説明するだけで、みんな驚いてくれます。これまでそんな話はまったく聞いたことがないというのです。ちょうど歯科医院に通っていた友人の中には、せっかく詰めた銀歯を外してセラミックに変えた人もいました。

ここから導き出される教訓は、いかに「知らないから保険治療を受けた」という人が多いかということです。

それはさておき、治療の説明というと、問診表を書いてもらうときに、
①保険だけで治療したい
②治療の説明を受けた上で治療方法を検討したい
③費用にかかわらず自分の状態にあった最善の治療を受けたい
の三択によって選ばせ、②と③を選んだ患者様にだけ、詳しい説明している歯科医院があるようです。

おそらく、必要がない人に説明をするロスを省く効率と、保険治療を希望されている人に自費の説明をして嫌がられるのを避けるためだと思うのですが、正直、私にはなぜこのようなことをするのか、まったく理解できません。

たとえば、何かを購入するためにお店に入ったとき「お客様、ご予算はいくらくらいをお考えですか？　当店では、お客様の財布の中身に応じて対応を変えさせていただいています」といわれたら、あなたならどう思うでしょうか？

私なら、まずは商品を見せ、説明をしてほしいと思います。そして、判断できるだけの情報を受けてから、予算を決定したいと考えます。とくに、長く使い続けるものや健康に関するものなら、多くの人がそう思うはずです。人は自分が価値を感じたものにはお金を支払います。もし、それが当初予定していた予算を超えたものであったとしても、価値を

感じれば、やりくりをしてでも購入するのです。

先ほどのケースでいえば、②と③を選んだ人にだけ、治療の説明を詳しくするのは、患者様の財布の中身に応じて、対応を変えているのと同じことです。

また、患者様は医療の基礎知識も持っていない人が大半です。もちろん、自費にすればどれくらいの治療費がかかるのかは想像だにできません。このような状態で、「安いのがいいですか？　それとも最善ならお金に糸目はつけませんか？」と聞かれたら、怖くて保険治療を選んでしまうでしょう。つまり説明もしないうちに判断させると、自費治療数は少なくなってしまうということです。

それに何より、すべての患者様は正しい情報を知る権利を持っているのに、その懐具合で情報を伝えたり伝えなかったりしていることは、医療人として大いに問題があるのではないでしょうか。

つまり、人道的にも、医院の収益的にも、最初に費用の選択をさせるのは、ありえないことなのです。

Point
インフォームドコンセントは、すべての人に平等に行うのが基本

40 自費治療が決まらない理由

治療に取りかかるタイミングで、治療に関するインフォームドコンセントを行います。

近年、自費率を高めるためのトーク術が広まっているようですが、自費を増やすのにそんな営業トークは必要ありません。純粋に説明するだけで確実に自費を増やすことはできます。

「そんな、説明するだけで自費率が高まれば苦労はしないよ……」といわれそうですが、私が現場で感じるのは、自費が増えない一番の問題は、インフォームドコンセントやカウンセリングを行う人の価値観にあります。

私事になりますが、20歳のとき営業の世界に飛び込み、１年で全国数万人の営業マンの中でベスト10に入り、21歳で営業の責任者になりました。そのときに指導をしていて感じたのも、売れない営業マンはトークなどのスキルに問題があるのではなく、価値観に問題があるということでした。

営業の世界では「自分が扱っている商品に惚れ込め」とよくいわれます。

商品に惚れ込むと、自信を持って顧客に商品を提案できますし、価格も安いと思えます。それに何より、商品を購入していただくことが、顧客の生活をよりよいものにできると信じることができます。実は、トークの上手い下手ではなく、この気持ちが顧客の心を打ち、購入につながるのです。

しかし、商品に惚れ込んでいない人は、おどおどと、自分が高いと思っている商品を、自分の利益のために顧客に購入してもらおうとします。こんな提案が、人の心を打つはずがありません。人間が感情で情報の下処理をし、その後、理論的に物事を考えるということはすでに説明しました。人の心を動かすのは、結局、人の心でしかありません。「あなたに幸せになってほしい」という想いが、その人の感情を揺り動かし、消費行動を起こさせるのです。ですから、提案することに罪悪感を持っている営業は、どんなにトークが流暢でも売れないのです。

歯科医院でも、同じ資料を使い、同じトークをしているのに、患者様が自費を選ぶようになるスタッフと、そうでないスタッフがいます。もし、あなたの医院に「そうでないスタッフ」がいるとしたら、そのスタッフに自費を増やすトーク術などの研修に参加させてもムダでしょう。問題はスキルにあるのではなく、マインドにあるのですから……。

そういう場合は、まずそのスタッフの価値観を変えなければいけないのです。

医院の理念、つまり、医院が治療を通して提供しようとしている価値に、そのスタッフは共感しているでしょうか？　そうでないとしたら、共感が起こるまで、理念を熱く語るべきです。

医療人として、より良い治療を提案することに誇りを持っているでしょうか？　そうでないとしたら、自分たちがやっていることは販売とは違うということ、それに正しい情報をきちんと伝えることは、医療人の義務であることを想いを込めて伝えることです。

患者様の心を打つのが情報を伝える人の心であるように、経営者である院長が心から本気で語れば、スタッフの心は動かされるものです。泥臭いように感じるかもしれませんが、これがもっとも効果的なのです。というより、これしかないのです。そもそも生身の人間なんてみんな泥臭いものです。

目先のスキルに走るのはやめましょう。とくに医療機関において、流暢なトークは逆に患者様に違和感を持たれかねません。それよりも医療人としての自負を持たせることです。そうすれば、治療の説明をするだけで自費率は高くなるのです。

Point

どのように説明するかよりも、誰がどんなマインドで説明するのかが大切！

41 治療のインフォームドコンセントのポイント

重要な部分なので繰り返しますが、治療に関する説明をするだけで、自然と自費率は高くなります。なぜなら、情報と欲求は正比例の関係にあるからです。

世の中を見渡しても、服やカバンを購入する人は、よくファッション雑誌を読んでいる人です。車だって、旅行だって、鉄道模型だってみんな同じです。みんな自分が詳しく知っている分野の商品やサービスに関しては、高い欲求を持っています。

つまり、欲求があるから情報を入手しているのではなく、情報を持っているから強い欲求を持つのです。

それに情報を知ってしまうと、人間は妥協しづらくなります。

私の友人には、自費治療や定期メインテナンスを受けている人が多いという話をしましたが、銀歯のアレルギーリスクの話、セラミックの審美性、そして笑顔がステキになることが、ビジネスをしていく上で、どんなにメリットがあるのかを簡単に話をすると、申し合わせたように「次は絶対、セラミックにする」と答えます。

同様に、歯周病と成人病リスクの話をして、毎月、高いコストを健康食品にかけるよりも、隔月で歯のメインテナンスを受けるほうが、どれだけ健康によいのかを説明すると、歯科医院に通い始めるのです。

多くの人は、知らないから「保険治療でもいいかぁ……」「悪くなったら行けばいいさ……」と考えていたのであって、知ってしまうと妥協できなくなるのです。素人の私が、お酒を飲みながら少し話しをするだけで、これだけ効果があるのですから、きちんとプロが説明すればもっと効果は上がるのです。

ただ、私は知人や友人に話をするとき、気をつけていることがあります。それは、次のような５つの点です。

①動機づけをする
②理解できる言葉を使う
③イメージができるようにする
④興味を持つように順番を組み立てる
⑤判断軸を明確にする

人間は、自分に関係のない話を熱心に聞こうとは思いません。ですから、まず「聞く耳シャッター」を開けるために、動機づけをするのです。つまり、「これから私が話をする内容は、あなたに必要な話ですよ」ということを伝えるわけです。

それに、どんなに自分に関係がある話でも、それを知ることでメリットがあるとしても、理解できない話は聞こうとしません。ですから、専門用語などは使わずに理解できる言葉で話をすることが大切です。

時々、専門用語を使うことがカッコいい、もしくは、それを使うことで専門家として権威づけできると考えている方がいますが、それは大きな間違い。確かに専門的で難しい話をする人だとは思われるかもしれませんが、お話している内容は伝わりません。つまり、その説明はまったく意味がないものになるのです。

人に何かを説明するときは、小学5年生の児童が理解できるように話すのが基本だといわれています。この年齢は、ちょうど大人の会話に入り始める頃ですから、この年齢の子が理解できるボキャブラリーで説明すれば、原則的にすべての大人は理解できるのです。

こうして、理解できる言葉を使いながら、ところどころにイメージのできる内容を織り込みます。セラミックなどの素材の説明をするときに、陶器を例に出したり、使用感を説明するときに、食べ物を噛み締めたときの感覚を具体的に表現したり、メカニズムを説明するときに別の何かにたとえたりするわけです。

素材やメカニズムはできるだけ身近なものにたとえるとイメージしやすいし、使用感や治療後の快適さは、五感でどのように感じるのかを伝えればよいでしょう。イメージ（心の中に思い浮かべる姿や情景）は、イマジネーション（想像）をかき立てるので、より深く理解してもらうことができます。

これらは難しいことのように感じるかもしれませんが、「ちょっとイメージしてみてください……」と枕詞をつけてから話をすれば、簡単にイメージさせることができます。脳は方向性を示されると、そのとおりに働くからです。

そして、重要なのが話をする順番です。文章でいえば構成に当たるものです。

同じ情報でも、どのような順番で伝えるのかによって、伝わり方はまったく違うものになります。これは、映画やドラマをイメージしてもらうとわかりやすいでしょう。

たとえば、刑事モノのドラマで、事件が起き、数多くの障害を乗り越えて犯人を追い詰めます。そこで、主人公が銃で胸を撃たれる、慌てて救急車を呼ぶものの、胸の弾は警察手帳に当たっていて、命は助かりハッピーエンドというストーリーがあったとします。

このドラマが、いつもどおりの朝の職場に事件の報告の電話がかかってくるシーンから始まるのと、主人公か撃たれるシーンが映し出され、「24時間前……」という字幕とともに、平凡な職場の朝の風景から話が始まるのでは、その後の展開に対する期待感や緊張感はまったく違うものになります。

聞き手が次の展開に興味を持つような順番に組み立てることで、積極的に話を聞く姿勢をつくることができるのです。


そして最後に、判断軸を明確にすることです。

これは、話を理解した人が、自分にベターな治療を選べるようにするためです。判断できないと行動は起こしません。しかし逆にいうと、判断できるようにこの部分を明確にしてあげると、後は少しの後押しをするだけで、行動を起こさせることができます。人間は、誰かに説得されるより、自分で決めたことには従うものだからです。


治療のインフォームドコンセントも、これらの点に気をつけて行えばうまくいきます。話の流れとしては、次のようにすればいいでしょう。

①動機づけ

インフォームドコンセントとして、治療の選択肢とその違いについて説明すること。これは、患者様の権利を守るための医療機関としての取り組みであり、快適で健康的な生活を手に入れるために、自分にとってベターな治療を自分自身で選べることを説明します。

つまり、ベターな判断をするためには、インフォームドコンセントをしっかりと聞いて判断するように伝えるのです。

②治療の選択肢と違いについて

これから受ける治療に、どのような選択肢があり、それぞれどのようなメリットとデメリット、そして将来のリスクがあるのかを説明をします。

この時、自費治療を成約したいばかりに、偏った情報にならないように注意することです。誘導性のある説明は、患者様にとってストレスとなるからです。

③判断軸を伝える

歯科治療を判断する軸としては「機能性」「耐久性」「審美性」「再発リスク」「安全性」「価格」などが一般的でしょう。

どの治療にも長所と短所があります。ですから、ベストな治療というものはなく、患者様が望む価値を手に入れられる判断軸で選ぶべきだということを説明します。

そして、どのようなライフスタイルの人が、どの判断軸で選ぶことが多いのかということを参考として伝えるようにします。つまり、患者様に自分と同じようなタイプの人が、どの治療を選んでいるのかを理解していただくのです。その上で、患者様に重要だと思う判断軸を選んでもらうようにします。

④判断軸を確認する

ここがインフォームドコンセントの肝になる部分です。

患者様の判断軸がわかると、ついついそれに沿って説明をしたり、ベターな治療を提案してしまいがちですが、それはあまり賢い方法とはいえません。なぜなら、人は選択肢を狭められたり、何かを強いられることに窮屈さを感じるからです。

それよりも、患者様が自分自身でより良い治療を選択するようにうながしたほうがストレスを感じさせることもなければ、自費治療の成約率も高くなります（より良い治療というものは、多くの場合、保険より自費治療になるものです）。

そのためには、「なぜ、その判断軸を選んだのですか？」と質問するのです。

たとえば、審美性を選んだ患者様には「先ほど審美性を選ばれましたが、なぜ、審美性が重要だと思われたのですか？」と聞いてみるのです。

そうすると「仕事で人と話すことが多いから……」「知合いに美人だけど笑うと銀歯が見える人がいて、ちょっと残念だと思うから……」など、その判断軸を選んだ理由が出てきます。後は、出てきた答えをオウム返しで質問します。「人と話をするときに、口元が気になるのですか？」といった具合にです。

このようにして、数回、掘り下げて質問をしていくと、その質問に答えながら、患者様の中では、自分にとって何が重要なのかがどんどん明確になっていきます。そうなると自ずと、どの治療を選ぶべきなのかが決まってくるのです。一番重要なものが価格でない限り、基本的に希望を叶える治療は自費になります。

患者様を説得しようとしてはダメです。

説得にはかなりのパワーが必要で、誰にでもできることではないからです。でもインフォームドコンセントの途中で、簡単な質問をするくらいなら、誰にでもできます。

それに、人間は一貫性の法則といって、自分で一度決めたことは貫こうとする性質を持っています。言葉巧みに誘導して選ばせたものは、後でひっくり返ることがありますが、自分で主体的に選んだものは、ひっくり返ることがありありません。

ですから、説得するよりも、質問をすることでニーズを引き出すほうがいいのです。ニーズを引き出し、患者様の重要視するものが明確になったら、後は自分で判断してもらうようにもっていきます。ただし、この段階で患者様が「この治療にしようかしら……」「この治療のほうがいいわよね……」というような反応をするようなら、それに賛同してあげるようにしましょう。こういった反応は「後押しをしてほしい」というサインなのですから、それを「自分で判断してください」と突き放すのは感心できません。

⑤期限を決める

ここまでの説明が終われば、インフォームドコンセントはほぼ終了です。

後は、いつまでに治療方法を決定すればいいのかの期限を切りましょう。基本的に治療に入る前の来院時に、このインフォームドコンセントを行うので「次回までに決めておいてください」ということになるでしょう。
次回から治療に入るのであれば、わざわざ期限を切らなくても、いつまでに返答すればよいのかわかるはずと思うかもしれませんが、それでも具体的な期限を切ってあげることが重要です。そうすることで、患者様は、いつまでに考えて答えを出さないといけないという意識になり、真剣に考えるようになるからです。つまり、期限を切ってあげるのはやさしさなのです。

以上が、治療時のインフォームドコンセントの流れです。ここは、自費率が決定される重要な部分なので、少し説明が長くなってしまいました。
インフォームドコンセント終了後、各治療のメリット・デメリット、将来のリスク、判断軸をどれくらい満たしているのかをまとめた資料をお渡し、帰ってからゆっくり考えていただけるようにしましょう。

Point
治療法の決定を迫るのではなく、患者様自身が選ぶように導くこと！

42 実は患者様は自分で決断するのが嫌い……

前項の「治療のインフォームドコンセント」で述べたことと矛盾すると思われるかもしれませんが、実は患者様は、どんな治療を受けるのかを、歯科医院に決めてほしいと思っています。人は自分で決断することを嫌う生き物です。なぜなら自分で決断したことの結果は、自分が責任を負わなければいけないからです。

これは、治療に限ったことではありません。何かを購入したいと思っていても、旅行に行きたいと思っていても、セミナーに参加したいと思っていても、最後は誰かに決めてほしいと思うものなのです。

そして、決断するものが高額なものであったり、自分の生活に大きな影響を与えるものであるほど、この傾向は強くなります。自分で決断をしなければ、その結果が良くないものであったときに、自分自身や他人に言い訳ができるからです。

患者様は医療のことを詳しく知りません。インフォームドコンセントを受けることで、多少は理解できたとしても、それだけの知識で自分の生活を左右するかもしれない治療を決断するのは怖いのです。とくに、高額の治療になればなるほど、この心理は強くなります。

ですから、決めてほしいのです。自分より知識も経験も豊富なプロフェッショナルのあなたに、自分にとってどの治療がベターであるのかを。

さて、ここで理解しておかなければいけないのが、売り込むのと、決めてあげるというのは、まったく違うものであるということ。

売り込むとは、売り手の都合を買い手に押しつけることです。一方的に商品の説明や提案をしたり、買い手が十分にほしいと思っていない段階で購入を迫ることです。これは自由度が低いので相手に嫌がられます。

決めてあげるというのは、信頼関係が構築され、買い手が商品の魅力を理解し、ほしいと思った後に最後のプッシュをしてあげること。自分で選択した上で、信頼している人に後押しをしてもらうので、不自由も感じないし安心できるので、相手は喜ぶのです。

それに、患者様は、医療サイドと患者サイドという別の立場ではなく、自分と同じ立場になって考えてくれる医療人を求めています。ですから、信頼関係を築いた上で、同じ患者サイドに立った後押しはとても嬉しく感じるのです。

たとえば、患者様が治療の違いを理解した段階で「〇〇さんが私の家族だったら、無理にでも自費治療をすすめるんですけど……」といったり、患者様が自費治療を受けたいと思った段階で「もし、私が○○さんなら、これを選びます。だって□□でしょ」といってあげればいいのです。

そうすれば、「この人がそういうなら……」「ここまでいってくれるなら……」と決断ができます。もっといえば、こういう言葉を受けると、患者様は「この人がいってくれたから決めたんだ」という心理になります。つまり「自分で決めたのではない……」という言い訳を自分自身することができるので、スムーズに決断ができるのです。

もちろん、このような話をしたからといって、後になって「あなたのいうとおりにしたのに！」といったトラブルになることはありません。患者様は最後は自分で決定したことを理解できているのですから。

「選択肢は提供し、決定権は与えない」――これが自費治療成約のポイントです。

治療の選択肢と、相手が魅力を感じるだけの情報を提供し、欲求が高まった時点でほんの少しのプッシュをしてあげること。初診来院時から築き上げてきた信頼関係があるので、この後押しは嫌がられることはありません。

自信を持って、患者様と同じ立場で後押しをしてあげましょう。

Point

さりげないプッシュが自費治療の成約率を高める

43 予後のインフォームドコンセントのポイント

治療が終了する直前の来院時に、予後のインフォームドコンセントを行います。このインフォームドコンセントでは、治療が次回で終了すること、そして今回治療した患部に対する予後の注意点などの説明をします。

これに加え、今後も快適な口腔環境を維持するために、予防歯科（定期メインテナンス）の情報を伝えます。ちなみに私がよく使うのは、次のような流れです。

①**動機づけ**……インフォームドコンセントとして、今後も快適な口腔環境を守るために予後に関する説明をすることを伝えます。この時、今回の治療した内容の説明と問題点がないのかを確認します。

②**歯を失う原因について**……1位が歯周病、2位がむし歯治療であることを円グラフで説明します。多くの人は加齢とともに、自然と歯は抜け落ちると思っていますが、そうではないことを伝えます。

③**歯を守ることの大切さ**……歯周病と各種疾患の関係、歯の残存数とボケや寝たきりに

なる確率など、口腔内の問題は、お口の中だけの問題ではないことを説明します。ここは、口腔内の健康を守ることの動機づけをする部分なので、しっかりと情報を伝えるようにします。

④歯周病についての説明……歯周病の原因、疾患率、メカニズムなどの説明をします。歯周病について、恐怖心をあおる必要はなく、お口の中にはたくさんの菌が存在していて、きちんとケアすることが重要であることを理解してもらえれば目的は達成です。

⑤むし歯の説明……50代まで歯を失う最大の理由は、むし歯であることを伝えます。歯は悪くなってから治療を受ければよいという価値観の人が多いので、一般的な歯の一生を、ライフサイクルの図を使って見せ、きちんとお口のケアをして、できるだけ治療回数を減らすことが重要であることを理解していただきます。

⑥予防メインテナンスの提案……地域に根ざした医療機関として、予防メインテナンスに力を注いでいることを伝えます。

予防メインテナンスを行うことで、歯周病のリスクをどれだけ減らすことができるのか、また、定期メインテナンスを受けることで、歯のライフサイクルをどれくらい伸ばすことができるのかを説明します（この際、定期メインテナンスを行った場合と、そうしなかった場合の、お口の健康にかかる治療費の違いも見せるようにしています。ただし、オドシにならないように注意しながら……）。

そして何より、定期メインテナンスを受けて、歳をとって自分の歯で過ごせることが、どれくらい快適で喜びが多いのかを伝えます。

⑦定期メインテナンスの内容……定期メインテナンスで行う治療内容の説明をします。自費の定期メインテナンスを行っている場合は、保険のメインテナンスと自費のメインテナンスの違いをわかりやすいように伝えていきます。

⑧定期メインテナンスを受けている人の声……定期メインテナンスを受けることで、どんなに生活が快適になっているのか、実際の患者様の声を紹介します。

⑨タイムスケジュールについて……患者様のお口の状態を説明し、どれくらいの頻度で通院すればいいのかを説明します。

この際、今回の治療箇所以外に治療の必要性のある部分があれば、定期メインテナンスを受けながら、必要性が起こったときにそれらを治療していくことを提案します。

基本はこれで十分。これも紙芝居形式で、誰でも読めばできるようにしておきます。

自費の定期メインテナンスを行っている医院がありますが、その場合はコストに対する価値転換をするために、一般的に化粧品や健康食品、美容室や洋服にかけている平均的なコストと比較し、その人が美しさや快適さ、それから健康を手に入れるために、メインテナンスにかけるコストは価値があるのかどうかを考えるようにしてもらえる内容を入れるといいでしょう。

この予後のインフォームドコンセントで気をつけなければいけないのが「必要以上に恐怖心をあおらない」ということです。実際、歯周病菌がうごめく映像を見せたり、歯が抜け落ちるのをイメージさせる画像を見せるなどして、必要以上の恐怖心を持たせるようなカウンセリングをしている医院があります。

確かに人間の行動の源泉は「痛みの回避」と「快楽の追及」で、どちらが強く行動のトリガーを引くのかといえば痛みの回避です。ですから恐怖心をあおったほうが人を行動に駆り立てることができます。

しかし、これは心理学の実験で証明されていることなのですが、恐怖心から起こした行動は継続性が弱いのです。つまり、恐怖心をあおって定期メインテナンスを受けるようにしても、長続きしない可能性が高いということです。

逆に、快楽の追求、つまり行動を起こすことで喜びや楽しみがあるものは、アクションを起こさせる力は弱いものの、継続性は強いのです。

保険の定期メインテナンスであれば、快楽の追求という源泉で、十分に行動を起こしてもらうことはできますので、メインテナンスを受けることで、今後、どんな喜びや楽しみが広がるのかにフォーカスをして、情報を伝えるようにしましょう。

おどされることは誰だって好きではありません。

それに必要以上に恐怖心をあおると、歯科医院に対して悪い印象を持たれてしまうことになりかねません。歯周病や歯を失うことの恐ろしさは、料理でいえば隠し味のスパイスを効かせる程度に伝えるので十分。行動を起こしてもらうことはできるのです。

保険の定期メインテナンスなら、治療後、普通に「メインテナンスの日取りを決めましょうか」といって予約を入れるようにしてください。この際のポイントは、定期メインテナンスを受けるのが当たり前のこととして話をすることです。

もちろん、嫌がる人に無理強いをしてはダメ。しかし、保険の定期メインテナンスを受けるかどうかを、患者様に判断させる必要はありません。地域生活者の口腔内の健康を守るのは、歯科医院として当然の行為なので、受けることを前提の態度で臨むことです。そのほうが患者様も安心します。

自費の定期メインテナンスを行っている場合は、インフォームドコンセント後に「次回までに自費で受けるか、保険のものにするのか決めておいてください」と伝えておき、治療後、どちらにするのかを確認して、予約を入れるようにしてください。

Point 予後のインフォームドコンセントでは、喜びや楽しみをふくらませること

第5章

患者様感動プログラムを実践する

44 初診来院時は患者様の心をつかむチャンス

インフォームドコンセントと並行して、患者様感動プログラムを実行します。患者様感動プログラムとは、初診来院時から1~2週間以内に患者様に行うフォローです。

「初診来院時のインフォームドコンセント」のところで話をしましたが、始めて医院を訪れた患者様の心は不安でいっぱい。健康を失うことで、快適な日常を過ごせなくなった不安です。そして「この歯科医院でよかったのだろうか」「良い治療をしてもらえるのだろうか」といった不安を持っています。

不安になると精神の均衡がくずれ、非常に不安定になります。ですからこのタイミングで、知人や友人から「もっといい歯医者さんがあるよ」「もっと安くその治療を受けられるところがあるよ」といわれたり、少し気に入らない点があると、簡単に他院へ流れたり、キャンセルになったりするのです。

このような不安を放置することは、収益を逃すリスクを高くしてしまいます。

しかし、恐れることはありません。人は、不安定な状態にストレスを感じるので、その不安定を退け、安定を欲するようになるものです。

たとえば、あなたが平均台の上に立っているとしましょう。非常に不安定な状態です。足場となる平均台がクラグラと揺れ、さらに不安定になったとき、目の前にロープがぶら下がっていたらどうしますか。安定を求めてそれにしがみつくことでしょう。

脳の中でも同じことが起こります。精神が不安定になっているときに、安定する情報を与えられると、それにしがみつくのです。そして安定をもたらしてくれた人に強い好感度を持ち、信頼するようになります。自分が不安になっているとき、それを解消してくれた人に、このような心情を持った経験は誰にでもあると思います。

しかも普段なら、そのロープがどこから垂れ下がってきたのか、つかまっても大丈夫なものなのかと、安全性を確認してからぶら下がるのに、足場が不安定になっているときはそういった検証をすることもほとんどしません。つまり、提供した情報はとてもすんなりと受け入れられることが多いのです。

以上のような理由により、このタイミングで不安を解消するフォローを行うと、非常に短期間のうちに、歯科医院のファンになっていただくことができます。しかも、普段より少ない労力でより良い関係を構築することができるのです。

Point 不安を解消すると患者様はファンになる

初めての来院から1～2週間の間、患者様が抱えている不安で大きいのは「本当にこの歯科医院でよかったのだろうか?」ということ、そして「本当にこの治療でいいのだろうか?」の2つです。

この2つの不安は、実はとても簡単に解消することができるのです。その詳しい方法は次項で説明させていただきますが（174ページ参照）、知ってしまえば、後は実行するかどうかだけの問題だといっていいレベルのものです。

ほとんどの歯科医院では、このタイミングで不安を解消する取り組みをしていません。多くの院長は、一度、自院を訪れると「自分の患者」になったと思っているからです。しかし、始めて医院を訪れた患者様は、どんな歯科医院なのかを見にきた程度にすぎないかもしれません。けっして自分のお口の健康を全面的に任せたいなどとは、まだ思っていないのです。

これは大きなチャンスです。不安を解消する取り組みをするだけで他院と差別化をすることができるし、医院の良い噂（口コミ）を広げることができるようになるのですから。

45 患者様が本当に欲している情報は何か？

ここに面白い実験結果があります。

ある車に関する雑誌の記事や、その車のテレビＣＭを一番熱心に見ている人が誰であるのかを調べた実験です。

高額商品を購入する前には、何かと情報を集めて検討するものです。ですから「その車の購入を考えている人」が熱心に記事やＣＭを見ていると考えてしまいがちですが、実際には、もっとも熱心に見ているのは、その車を購入した直後の人だったのです。

イソップ物語の「キツネとすっぱい葡萄」はご存知ですね。

たわわに実ったおいしそうな葡萄を見つけたキツネは、それを食べようとして跳び上がりますが、葡萄は高い所にあり、どうしても届きません。何度跳んでも届かないキツネは、怒りと悔しさで「どうせこんな葡萄は、酸っぱくて不味いだろう。誰が食べてやるものか」と捨て台詞を残して去るというお話です。

キツネがこのような捨て台詞を吐いたのは、彼の中で「認知不協和」が起こったからです。認知不協和とは、自分の中で矛盾する認知を抱えた状態や、そのときに覚える不快感を指した社会心理学の用語です。

キツネは、葡萄を食べたかったのに、どうしても食べることができません。

このような矛盾は、強いストレスとなります。それから逃れるために、葡萄に対する評価を変えたのです。


先ほどの実験結果には、この認知不協和が関係しています。

もし、自分がいろいろと考えて下した判断がベターでなかったとしたら、考えと現実の間の矛盾に強いストレスを感じてしまいます。このストレスから逃れるために、購入直後の人は、自分が下した判断は正しかったと納得できる情報を無意識のうちに集めていたのです。


始めて歯科医院に訪れた人は「本当にこの歯科医院でよかったのだろうか?」と「本当にこの治療でいいのだろうか?」という不安を持っています。しかし医院にはきてしまったし、治療も始めてしまったのです。

そうなると、自分の判断が間違いではなかったと、納得できる情報を強く欲するようになります。ということは「あなたが良い医院を選びました」「あなたは良い治療を選びました」という2つのことを理解させてあげればいいのです。そうすれば、不安を解消するだけでなく、患者様の認知不協和を解消することができるのです。

ちなみに認知不協和が解消されると、今度はその状態を維持しようとします。ストレスがなく安定した状態だからです。

「どうせこんな葡萄は酸っぱくて不味いだろう」と思うことで、ストレスから開放されたキツネは、その理論にしがみつくようになります。もし他のキツネが「あの葡萄は美味しそうだなぁ」といっているのを見たら、「あれは美味しくないよ。そういう種類なんだ」と答えるでしょう。

これと逆のパターンで患者様も認知不協和を解消されると、知人や友人から歯科医院や治療に対して反対意見を聞かされたとしても、「あなたはよく知らないから、そんなことをいっているのだ」と反論するようになります。つまり、認知不協和を解消することで、周りの意見に左右されない強い支持者になっていただくことができるのです。

Point

患者様の認知不協和を解消すると、強い支持者になる

46 患者様には感動のONとOFFのお客様スイッチがある

唐突ですが、夏の暑いさなかに、行列のできるラーメン屋さんに並んでいるのをイメージしてみてください。

行列の中で汗をかきながら並んでいるときに、店員さんが「お待たせしてすみません」と、冷たいお茶をいれた紙コップを配ってくれたとしたら、あなたならどう思うでしょうか？

「なんてていねいなお店だろう」と感動するはずです。

ところが、お店に入ってから、冷たいお茶が出てきても誰も感動しません。それどころか、この時、もし紙コップでお茶が出てきたりすれば「チープな店だなぁ」と悪い印象を持ってしまうでしょう。

人は、心の中に「お客様スイッチ」を持っています。

このスイッチがONになっているときは、サービスを受けても「お客として当然のこと」と思うだけですが、OFFになるとほんの少しのサービスを受けるだけで感動します。

同じ紙コップのお茶なのに、店外に並んでいるときには感動し、店内ではチープだと思うのは、前者はお客様スイッチがＯＦＦになっていて、後者はＯＮになっているからです。料亭などで出口まで出てきて見送りをするのも、スイッチがＯＮになっている店内で「ありがとうございました」というのと、ＯＦＦになっているお店の外で伝えるのでは、まったく心象が異なるからです。

歯科医院にもこのことは当てはまります。患者様は心の中に「患者様スイッチ」を持っているので、院内で親切な対応をされても基本的には感動しません。

昔は、ぞんざいな対応をする医療機関が多かったので、親切な対応に感動する人もいましたが、今ではていねいな対応は珍しくもなんともなくなっています。実際、親切な対応に感動されるのは、昔を知っている年配の人が大半でしょう。幼い頃から親切な対応を受けている若い人たちは、ある意味当然だと思っているものです。

しかし、医院を一歩外に出ると、患者様スイッチがＯＦＦになるので、ほんの少しのことでも感動を起こすことができます。

たとえば、ホームケアに関する資料を患者様にお渡しするとしましょう。カウンセリング室やユニットで手渡しても、自宅にお送りしても、患者様が手にする資料の内容は同じです。しかし、その結果はまったく違うものになります。

院内で渡されたときは、ほとんどまったく何も感じないことでしょう。せいぜい「ていねいだなぁ」という程度の感想しか持たれません。

しかし、自宅に帰った後では事情が変わります。

自宅に帰ってポストを開けると、歯科医院からの封筒が送られてきています。なんだろうと思って開封すると、ホームケアに関する資料と、小さな便箋に「最初は慣れないので大変かもしれませんが、お口の健康を守るために頑張りましょうね」というメッセージが入っていたとします。これをお読みになった患者様が感動するのは、容易に想像できることと思います。

なぜなら、患者様スイッチがＯＦＦになっている上に、患者様が求めているホスピタリティと人間性を感じることができるからです。

Point　患者様のスイッチがＯＦＦになっていると感動しやすい

感動は心の中にサプライズを起こします。そして驚きを感じると、その対象に興味を持ち、惹かれるようになります。つまり、感動を起こすことで、患者様に愛される歯科医院になることができるのです。

47 患者様感動プログラムは患者様をファン化する決め手

〔図表９〕　　患者様感動プログラムの流れ

①ハガキを送る
（初診来院のインフォームドコンセント後）
②治療計画を送る
（治療のインフォームドコンセント後）
③サプライズを贈る
（治療開始直後）

患者様感動プログラムは、初診来院時から1～2週間の間に、郵送で資料などをお送りすることで、患者様の抱えている不安と認知不協和を解消するものです。

インフォームドコンセントと並行して行うことで、感動を起こし、医院のファンにすることができるプログラムです。

患者様感動プログラムの基本的な流れは、〔図表9〕のようなものになります。

このプログラムの優れた点は原版さえをつくっておけば、誰でも行うことができることです。スタッフの知識やスキルによって、結果にバラつきがでることはありません。

それに原版さえつくっておけば、実行するのにほとんど手間も時間もかかりません。たとえば①のハガキなら、1日の業務が終わるときに、その日に来院した新患の住所を記入して、スタッフが帰りにポストに投函するだけです。

誰にでも実行でき、手間も時間もかからないのに、患者様をファン化するのに絶大な効果を発揮してくれるのが、この患者様感動プログラムなのです。

郵送物によるフォローを提案すると、送料というコストがかかることに難色を示されることがあります。確かに医院で手渡せば郵送代はかからないのですから、一見ムダなコストであるかのように感じるかもしれません。また、多くの歯科医院で行われていないことが、その疑問に拍車をかけることでしょう。

しかし、中断患者が減り、自費の成約は高くなること。それに短期間で患者様とより良い関係が構築され、ファンになってくれる（その結果、定期メインテナンスや口コミの数が増える）ことを考えれば、コストをかけるだけの価値はあります。つまり、このコストは費用対効果のある生き金なのです。

もしどうしてもコストをかけることができないというのなら、①のみを実行し、②と③は自費の患者様だけに行うなどして調整すればいいでしょう。これならコストの問題も小さくなります（つまり、自院で実行できるように調整すればいいということです）。

それに、このようなフォローを行っている歯科医院を見たことがないのも心配する必要はありません。すでに患者様感動プログラムはいくつもの歯科医院で実行し、実際に結果を出してきたものだからです。

歯科医院によって、初診来院から治療に入るまでの流れは異なると思います。初診来院時は、できるだけ主訴は触らずに資料取りをするだけの医院もありますし、初診来院時から主訴の処置に入る医院もあります。また、患者様のお口の状態によっても、治療に入るまでの流れは若干変わってくるでしょう。

ですから、自院や患者様の状況によって、ステップのフォローを行うタイミングは微調整する必要はあると思いますが、基本的には先ほどの流れで行います。

これからお話しする患者様感動プログラムの内容をベースに、自院の地域性や歯科医院の方向性（ファミリー路線なのか、高級路線なのか）などによっては、一部をカスタマイズして実行するようにしてください。

Point　患者様感動プログラムで患者様のファン化はルーチンワークのひとつになる！

48 患者様感動プログラムの前に「休眠患者様」へのアプローチを

患者様感動プログラムを実行する前に、患者数を増やしたいなら、ぜひ実行していただきたいことがあります。

それは、現在通院していない「休眠患者様」にハガキを出すこと。それだけで患者数は増えます。

ハガキをお送りする目安は、過去5年以内に来院したことがある患者様です。それ以上の期間が空いている患者様にはハガキを出しても、来院していただける確率はぐっと下がります。

過去5年以内に来院したことがある患者様となると、かなりの数になると思うので、まずは1年以内に来院した患者様か、1年以内に自費治療を受けた患者様に限定してハガキを出すところから始めます。それで増患が実感できれば、徐々に範囲を広げて、ハガキを出せばいいのです。

「たった1枚のハガキで、そんなに効果があるものなの?」

「そんなに簡単に患者様を呼び戻すことができるのなら、こんなに苦労はしていない」もしかして、そう思った先生もいるのではないでしょうか。

そういった声は、中小企業の経営者を対象としたマーケティングセミナーでもお聞きすることが多いので、その気持ちはよく理解できます。しかし、実際に実行してみると業界や業種に関係なく確実にお客は戻ってきます。その効果はハガキを出した本人が驚くほどです。

そもそもお客様は、何か特別に気に入らないことがあって流出したわけではありません。理由もなく、なんとなくその企業や商店を使わなくなるし、一度足が遠のくと自分で勝手に敷居を高くしてしまい、ますます利用しづらくなっているだけなのです。これは、自分に当てはめて考えてみると簡単に理解できると思います。

患者様も同じです。歯科医院に不満があって、休眠患者になったのではありません。一度、無断キャンセルをして敷居が高くなったとか、主訴の治療が終わったとか、予防の重要性がよく理解できていないとか、そんな理由で休眠しているだけなのです。ですから、再来院をするきっかけを与えることが大切なのです。

ハガキを書く際に注意しなければいけないのは、売込みは絶対に書かないこと。「中断になっています」「定期健診を受けませんか?」といったものはご法度です。

そうではなく、季節の挨拶や家族でお出かけをした話、最近読んだ本や見た映画の感想などを書くのです。イメージとしては、知り合いに近況を伝えるようなハガキと考えればいいでしょう。

そして最後に「季節の変わり目ですが、お体ご自愛ください」といった、患者様を気づかう内容で締めます。これも知り合いに出すハガキの定番の内容です。

まったく売込みが書かれていないハガキが届いたことに、患者様は驚くでしょう。これは一種のサプライズです。そうなると、歯のことが書かれていなくても、逆に歯のことを意識するようになります。

それに、中断や定期健診のお知らせは、業務的でややもすると冷たい印象を受けるものですが、近況が書かれたハガキからは人間性を感じるので、安心感を与えますし、心理距離が近くなります。その結果、再来院につながるのです。

イソップ物語に「北風と太陽」という話がありますが、北風のように迫るより、人間の動きを理解し、それをうながすようにした太陽のほうが、いい結果が出るのです。

Point 増患したいなら、まずは休眠患者様にハガキを出すこと

49 初診来院後のハガキで患者様とのラポールを形成する

患者様感動プログラムのファーストステップでは、初診の患者様に対し、来院直後にハガキをお送りします。ハガキは１００㎜×１４８㎜の厚紙にすぎませんが、うまく使えば魔法のような効力を発揮してくれます。

来院直後の患者様の心が、不安で満たされていることは何度も説明してきました。インフォームドコンセントを行うことで、不安の多くは解消されていますが、ハガキをお送りすることで残った不安を一掃するのです。

ラポールという言葉をご存知でしょうか？

臨床心理学の用語で、相手と相互に信頼し合い、安心して自由に振る舞ったり、感情の交流を行える関係が成立している状態のことを表した言葉です。カウンセリングや心理療法を行う際に、セラピストはクライアントとの間にラポールを構築するところから始めます。もちろん歯科医院でも、患者様との間に、このラポールを形成しておくべきです。

ラポールを形成するカギとなるのは「褒める」「ねぎらう」「気づかう」「認める」「感謝

〔図表 10〕　初診後に出すハガキの例

こんにちは。○○歯科医院の□□です。

数多くある歯科医院の中から、当院を選んでいただきましてありがとうございました（感謝）。当院は単にむし歯を治すだけではなく、心からの笑顔をサポートできる歯医者さんでありたいと考えています（想い）。スタッフ一同、あなたにそんな笑顔になっていただくために、全力を尽くさせていただきますので、一緒に頑張りましょう（こだわり）。

もし、お口の中や治療に関してわからない点や不安などがありましたら、いつでもお気軽にお声をおかけくださいね（気づかい）。

すっかり暑くなってきましたが、夏バテなどしませんよう、お体をご自愛ください（気づかい）。


する」の5つです。

来院後のハガキも、これらが織り込まれた文章にすることで、患者様との間にラポールを形成することができます。

また、医院の「想い」や「こだわり」、それに「強み」や「特長」などを伝えることで不安を解消すれば、患者様の安心はさらに高いものになります。もちろん、事務的な文面ではなく、人間味を感じていただけるようにしてください。


なお、患者様が医療機関に求めているのは、一緒に寄り添ってくれる姿勢です。「頑張りましょうね」といわれるより、「一緒に頑張っていきましょう」といわれるほうが信頼感は高まります。

もちろん、これらのすべてのキーワード

を盛り込むと、非常に長い文章になってしまってハガキの中には収まりきらなくなったり、読みにくくなったりします。ですから、例文のように、いくつかの要素を選び出し文章を考えるようにしてください。

ちなみに、初対面に近い状態では、ていねいな言葉が7、親しい口調が3の割合の文章にすると、読み手に親近感を与えるといわれています。

また、こういった文章だけでなく、「○○歯科医院5つのお約束」というような内容を入れてもいいでしょう。そうすることで、歯科医院の強みや特長を理解していただくことができるからです。

基本的には、どんな症状で訪れた患者様にも同じハガキで大丈夫ですが、可能ならば症状ごとにハガキをつくり分けたほうがいい結果が出ます（ただし、作業が煩雑になるのであまりおすすめはしません）。ハガキを出すと、次の来院時に患者様の態度がまったく違うものになっているのを実感できるでしょう。

Point

初診後のハガキは、ていねいな言葉7、親しい口調3の割合で

50 インフォームドコンセント後の治療計画を郵送する

どの治療を受けるのかが決定したら、治療計画をお送りします〔図表11〕。

治療計画と聞くと、治療個所と治療のタイムスケジュールをキッチリまとめたものをイメージするかもしれませんが、そのような難しいものは必要ありません。

患者様がもっとも知りたいのは、どれくらいの期間がかかって、何回くらい通院しなければいけないのかということ。ですから、「治療個所」「治療回数」「治療期間」の3つをまとめたものでいいのです。チェックして数字を書き込むだけで、簡単に完成できる用紙をつくっておけば、作業時間もかかりません。

これに認知不協和を解消する資料を同封します。治療決定後に起こる不安は「本当にこの治療でよかったのだろうか?」です。この不安を解消するために、患者様が選んだ治療の、とくにメリット部分を中心にまとめたものを用意します。

この資料も、外注をしてまでカッコいいものをつくる必要はありません。ただし、既存のものを使うときは、見やすくわかりやすいものを選ぶようにしてください。

また、実際にその治療を受けた患者様の声をまとめたものを用意してお送りします〔図

〔図表11〕　治療計画の例

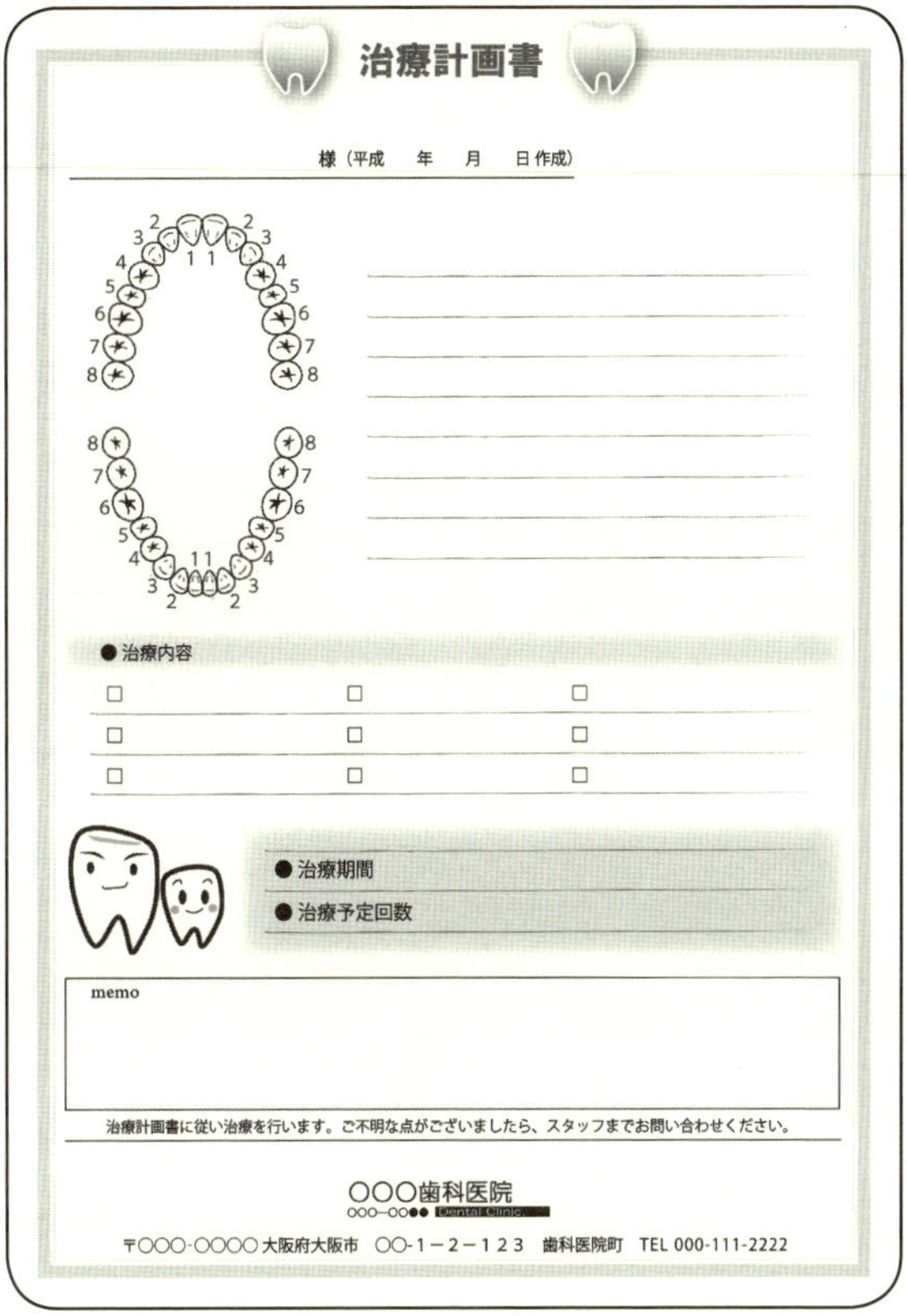

表12〕。患者様の声は手書きのもののほうが読まれますし、信憑性を感じていただけます。

治療を受けた患者様にアンケートに記入していただいて集め、それをそのままはめ込んでつくるのが一番よいのですが、手間がかかるようなら、患者様に感想をヒアリングして、それをスタッフが代筆してもいいでしょう。

本名を出すのは嫌がる人も多いでしょうが、イニシャルと年齢は必ず入れるようにします。そして、治療にもよりますが、詰め物や被せ物など広い年齢層の人が受ける治療なら、20代から50代まで満遍ない年齢層を掲載するようにします。自分に少しでも近い立場の人の意見は受け入れやすいからです。

〔図表12〕　患者様の声

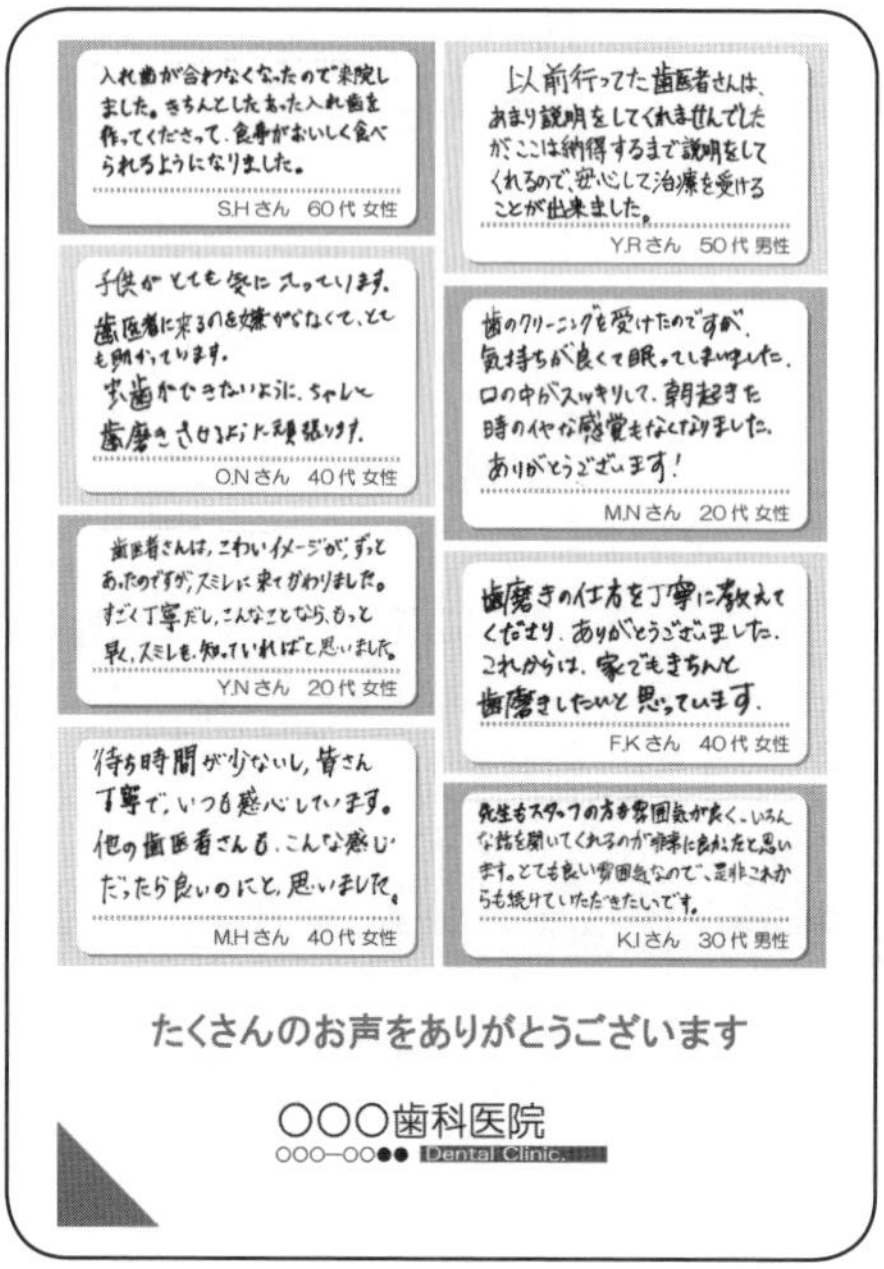

最後に、一筆箋に短いメッセージを書いたものを入れて完成です。一筆箋とは、縦18cm×横8cmほどの短冊型の細長い便箋のこと。B5サイズの便箋と比較すると、文字を書くスペースは5分の1ほどなので短い文章ですみます。

ここに入れるメッセージも、ラポールを意識するか、「一緒に頑張っていきましょう」という内容が伝わるようにしますと、「この歯科医院でよかったのだろうか?」という認知不協和も解消されるようになります。

こうして認知不協和を解消しておけば、キャンセルを防ぐことができるだけでなく、患者様のファン化を促すことができます。

51 治療開始直後に患者様を感動させるサプライズを！

この治療開始直後のサプライズとは、思いがけない「小さなプレゼント」をお贈りすることです。インフォームドコンセントをきちんと行い、ハガキと治療計画のフォローを行った段階で、患者様とかなり良い関係は構築されますが、最後にサプライズによって患者様のハートを射抜くのです。

患者様を驚かせるプレゼントを贈るというと、やはり一番気になるのはコストです。サプライズを起こすには、お金をかけたプレゼントを贈る必要があると思うのが一般的ですが、コストをかける必要はありません。人は贈られたものの価格に感動するのではなく、その意味に感動する生き物だからです。

もし、このことが納得できないようでしたら、私がセミナーでいつも出している宿題を一度実行してみていただくとよくわかります。

その宿題とは、仕事の後にバラを一本買って帰り、奥さんやお母さんにプレゼントするというものです。その際、黙って渡すのではなく、意味をつけます。

〔図表 13〕　「書」をしたためたカード

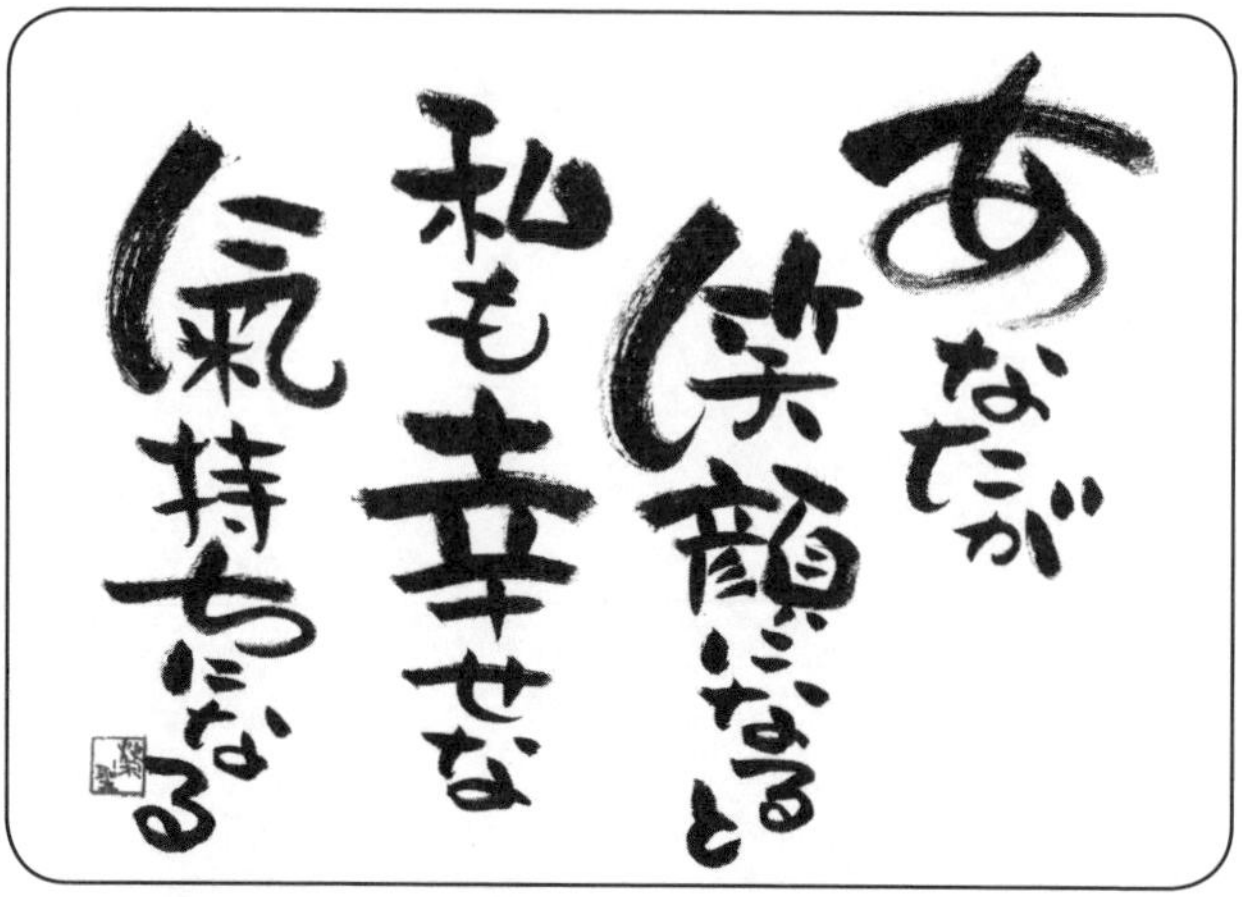

奥さんに渡すのなら「いつも家のことを、やってくれてありがとう。そのお陰で仕事を頑張ることができるから、いつも感謝しているんだ」とひと言添えるのです。かかったコストはバラ代たった200円。これまで10年以上、セミナーで宿題として出してきましたが、実行した人に後から聞くと、皆さん誰もが感動されたと答えています。

患者様も同じです。何を贈るかということよりも、それにどんな意味をつけるのかで、サプライズを起こすことができるのです。

お贈りするものは歯ブラシでも、ガムでも、ペーパークラフトでも、何でもよいでしょう。コストがかからず、しかも普通郵便やメール便で送ることができるものが理想です。

私がよく使うのは、ハガキサイズのカードに「書」をしたためたものです。もちろん、

１枚ずつ手書きをするわけではなく、インクジェットプリンターで印刷したものです。印刷したものでも落款だけ別に押せば、ほぼ手書きに見えます。

どれだけのコストをかけるのかによりますが、もし、送料込みで２００円ほどのコストをかけられるようなら、１００円ショップでハガキ額縁を買ってきて、それに入れて発送しましょう（メール便であればギリギリお送りすることができます）。

ハガキサイズのカードだけでも、飾って置かれる可能性は高いでしょうが、額縁をつけてあげると、その可能性はさらに高まるものです。

そこに「なぜ、あなたにその言葉をお贈りしたのか？」という意味を便箋に書いたもの（もちろん印刷）と一緒にお送りすれば、サプライズが起こります。

実際にやってみるとわかりますが、こういったサプライズをお贈りすると、患者様の歯科医院に対する心理距離が急激に近づき、態度まで変わることを実感することができるはずです。

Point

贈り物に意味づけをすればサプライズを起こすことができる

52 口コミを起こす仕掛けをする

インフォームドコンセントはいわば白兵戦。対面で患者様と話をすることで、デンタルIQを高め、より良い関係を構築します。そして、患者様感動プログラムは、援護射撃に当たります。

その両方を実行していくと、相乗効果で短期間の間に患者様との関係は劇的に変化し、患者様のデンタルIQも高まります。その結果、自費率が高くなるのです。

私の経験では、1ヵ月も実行すれば変化を感じ、3ヵ月～半年もすれば自費率も口コミも増えていきます。半年～1年後であれば、自費率50％というのもけっして難しい数字ではありません。

さらに、口コミを加速させたいと思うなら、口コミを起こすための仕掛けを実行してください。口コミは、自然にはなかなか起こりません。しかし、起こすのは実に簡単です。それは「口コミしてください」と頼めばいいのです。そうすれば人為的に口コミを起こすことができます。

〔図表 14〕　ショップカード

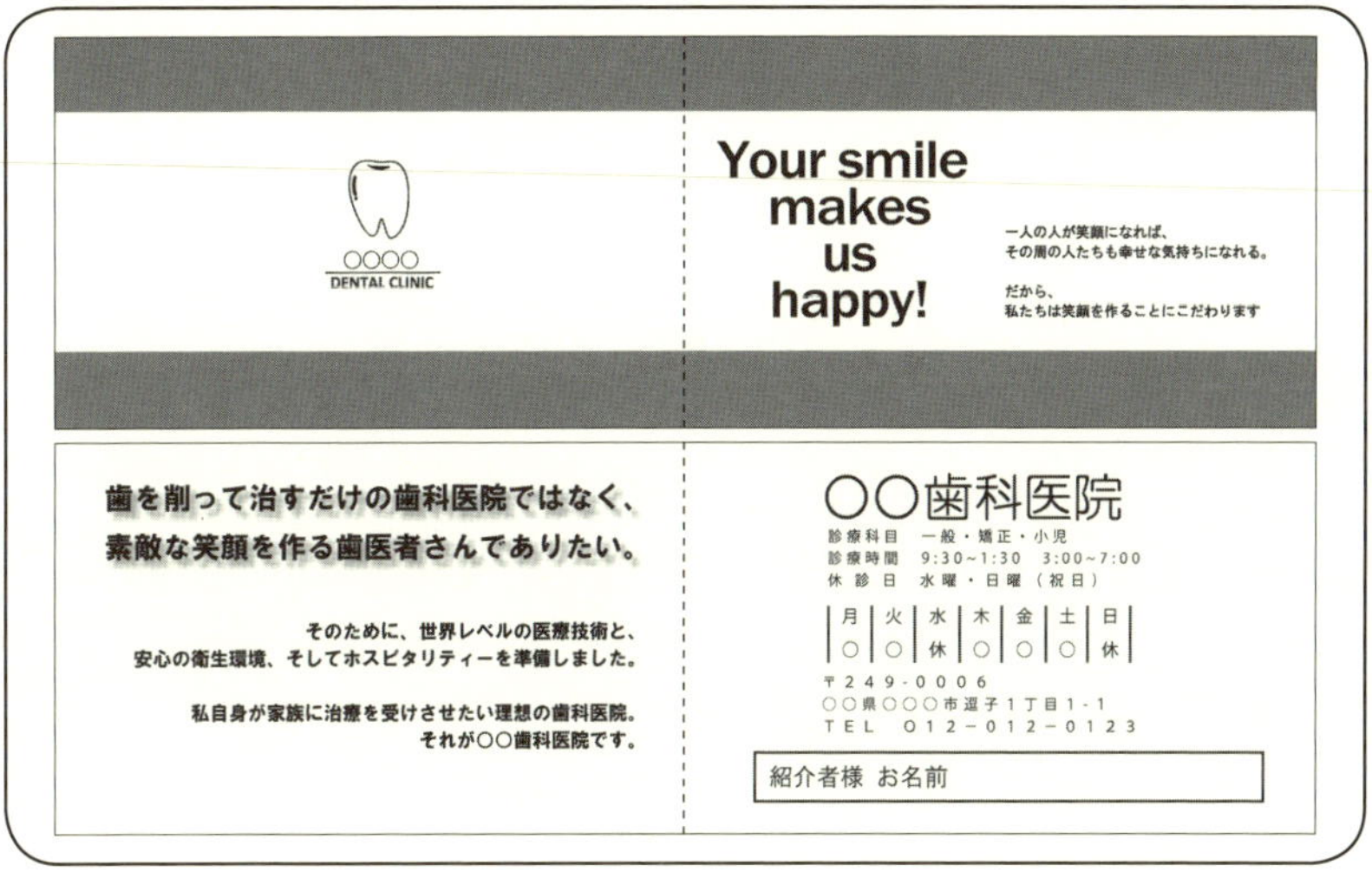

方法はいたってシンプル。治療が終わったタイミングで、患者様と次のような会話をすればよいのです。

「○○さん、本日で治療は終了です。長い間、お疲れ様でした（労う）。今の○○さんは、とても素敵な笑顔になっていますよ（褒める）」

こうしてラポールを形成した上で、「もし、○○さんの身近にお口のことで困っている方がいたら、ぜひ、当院をご紹介ください。○○さんのご紹介でしたら、責任を持って診させていただきますので……」といいながら、紹介者名を書き込む欄のあるショップカードを渡すのです。

この際、よく「患者様にお渡しするのはパンフレットでもいいのでは？」という質問を受けることがありますが、名刺サイズのショップカードのほうが、財布の中に保存できるので、患者様は口コミしやすくなります。

口コミをお願いしても患者様は嫌がりません。なぜなら、歯科医師のほうが自分より立場が上だと思っているからです。患者様は、立場が上の人から何かを頼まれることは、自己重要感が満たされるので、喜びになります。あなただって、自分が尊敬している人から頼まれ事をされると嬉しいはずです。

それにインフォームドコンセントと患者様感動プログラムを実行していれば、より良い関係を構築されているので、間違っても嫌がられるなんてことはありません。

他にも口コミを人為的に起こす方法はいくつかありますが、この方法がもっともシンプルで効果的です。

「そんなことをいうのは恥ずかしい」という気持ちがあるかもしれませんが、そんな感覚は何度か実行すれば、すぐに慣れてなくなってしまうものです。ぜひ実践してみてください。

Point 治療の終わった患者様に、口コミをしてくれるようお願いしよう

●最後に

本書を手にとっていただき、ありがとうございます。

私は若い頃から、たくさんの本から知識と勇気をもらってきた人間です。

そこで出版をするときは、新幹線の移動時間に楽しく読むことができたが、その後二度と開かれないような本ではなく、本当に読者の方の役に立つもので、何度も読み返していただけるような本を書きたいと思っていました。できれば院長室に置かれ、何かあったときに開けていただける本です。

しかし、出版社の友人には「最初から自分の書きたい内容は出せないよ。一冊目は出版社の言うとおりにして、それが売れたら二冊目とか三冊目で自分が本当に伝えたい内容を書くようにしたらいい」といわれ、正直、出版は縁がないものだと思っていました。

今回、10年以上にわたり公私とも親しくしていただいている、いのうえ歯科医院の井上裕之先生からクインテッセンス出版をご紹介していただき、私の出版に対する考えを快く受け入れていただいたことで、こうして私が歯科医院に対してアドバイスをしてきた内容を一冊の本にできたことを本当に嬉しく思っています。

ページの都合上、すべてのことを語ることができなかったのは残念ですが、この本を何度も読み返していただき、書かれている内容を実行すれば、どの医院でも収益を伸ばすことはできます。これは私の経験上、自信をもって言い切れます。

経営は一朝一夕に変わるものではありません。それに、小手先のテクニックやノウハウでも無理です。日々の小さな、ある意味至極当然のことを、どこまで徹底して実践し、それを積み重ねていくことができるのかが、本物を磨き上げてくれるのです。

それが1年後、5年後、10年後の経営を変え、そういった本物だけが認められる時代になっていることを強く実感しています。

初めての出版にもかかわらず、無理を聞いていただき、よりよいものに仕上げていただいたクインテッセンス出版の歯科医院経営編集長・村岡廣介氏、そして出版のきっかけを与えてくださったいのうえ歯科医院の井上裕之先生に、心より感謝を申し上げます。

この本が、これからも先生方のそばに置かれ、先生の経営のサポーターとなれることを祈りつつ筆をおきます。

平成24年6月30日

妹尾　榮聖

●**著者のプロフィール**

妹尾　榮聖（せのお　えいしょう）
有限会社MUSUHI代表取締役。飛び込み営業を皮切りに、テレアポ、ルートセールスとさまざまな営業を経験するが、どの業界でもトップレベルの実績を叩き出す。豊富な経験を通して培った独自の視点で、人間の心の動きを軸にしたマーケティング理論を構築。誰にでも理解でき、実践できて、結果を出せる独自のマーケティング理論は、小売業から販売会社、歯科医院など幅広い業種で高い評価を受けている。
机上の空論を嫌い、現在も自ら営業を行って、その結果をコンサルティングやセミナーにフィードバックし続けている現場実践主義でもある。
〔連絡先〕
有限会社MUSUHI
〒531－0072
大阪市北区豊崎4－9－16　白苑ビル102
TEL　06－6359－2700
Email：eishow@musuhi1000.jp
URL：http://dental-no1.net/

〔歯科医院経営実践マニュアル〕
歯科医院経営・院長としてやるべきこと、やってはいけないこと

2012年9月10日　第1版第1刷発行

著　　者　　妹尾　榮聖

発 行 人　　佐々木一高

発 行 所　　クインテッセンス出版株式会社
東京都文京区本郷3丁目2番6号　〒113-0033
クイントハウスビル　　電話(03)5842-2270(代　表)
(03)5842-2272(営業部)
(03)5842-2280(編集部)
web page address　http://www.quint-j.co.jp/

印刷・製本　　サン美術印刷株式会社

ISBN978-4-7812-0273-0　C3047

定価はカバーに表示してあります